I SEGRETI DELL'IPNOSI

Myoni Zicri

Myoni Zicri

I SEGRETI DELL'IPNOSI

UUID: 4a62e0c5-57d9-43a3-b695-1407a79662ad

Questo libro è stato realizzato con StreetLib Write

https://writeapp.io

Indice dei contenuti

Disclaimer..1
Conoscere l'ipnosi..3
COS'È L'IPNOSI? 18
TUTTI POSSONO ESSERE IPNOTIZZATI?....................20
IPNOSI DA STADIO...22
COME GLI IPNOTISTI DA PALCOSCENICO INGANNANO IL
PUBBLICO 24
I TRUCCHI DEGLI IPNOTISTI DA PALCOSCENICO.............26
IPNOSI DA PALCOSCENICO VS. IPNOSI PER LA SALUTE
IPNOSI PER LA SALUTE 28
LE DIECI DOMANDE PIÙ FREQUENTI SULL'IPNOSI...........34
TIPI DI IPNOSI..39
TRATTAMENTO CON IPNOSI PER LE CONDIZIONI FISICHE
....41
IPNOSI E SOLLIEVO DAL DOLORE 45
IPNODERMATOLOGIA...47
IPNOSI E DISTURBI DEL SONNO.............................49
IPNOSI E PSICOTERAPIA.......................................51
CONDIZIONI PSICOLOGICHE CHE VENGONO
COMUNEMENTE TRATTATE CON L'IPNOSI...........................53
IPNOSI PER SMETTERE DI FUMARE 55
IPNOSI PER LA PERDITA DI PESO.............................57
IPNOSI PER I DISTURBI ALIMENTARI 59
IPNOSI PER L'EMICRANIA 61
IPNOSI PER L'ANSIA...63
IPNOSI PER LE MALATTIE LEGATE ALLO STRESS 65
IPNOSI PER LA DEPRESSIONE 67
ANDARE DA UN IPNOTERAPEUTA VS. AUTO-
IPNOTERAPIA. AUTOIPNOSI 70
DIECI DOMANDE DA PORRE A UN IPNOTERAPEUTA.........72
CONSIGLI PER TROVARE UN IPNOTERAPEUTA 82
COSA ASPETTARSI IN UNA SESSIONE DI IPNOTERAPIA....84
AUTOIPNOSI 86
I CINQUE ERRORI PIÙ COMUNI CHE I PRINCIPIANTI
FANNO CON L'AUTOIPNOSI....................................88
CONSIGLI PER CREARE SUGGESTIONI IPNOTICHE.............90
TECNICHE DI AUTOIPNOSI DI BASE...........................92

CONSIGLI PER L'AUTOIPNOSI 96
IPNOTIZZARE GLI ALTRI...98
DIVENTARE IPNOTERAPEUTA...100
CONCLUSIONE 102

-
-
-
-
-
-
-
-
-
-
-
-
-
-
-
-
-
-

-
-
-
-
-
-
-
-
-
-
-
-
-
-

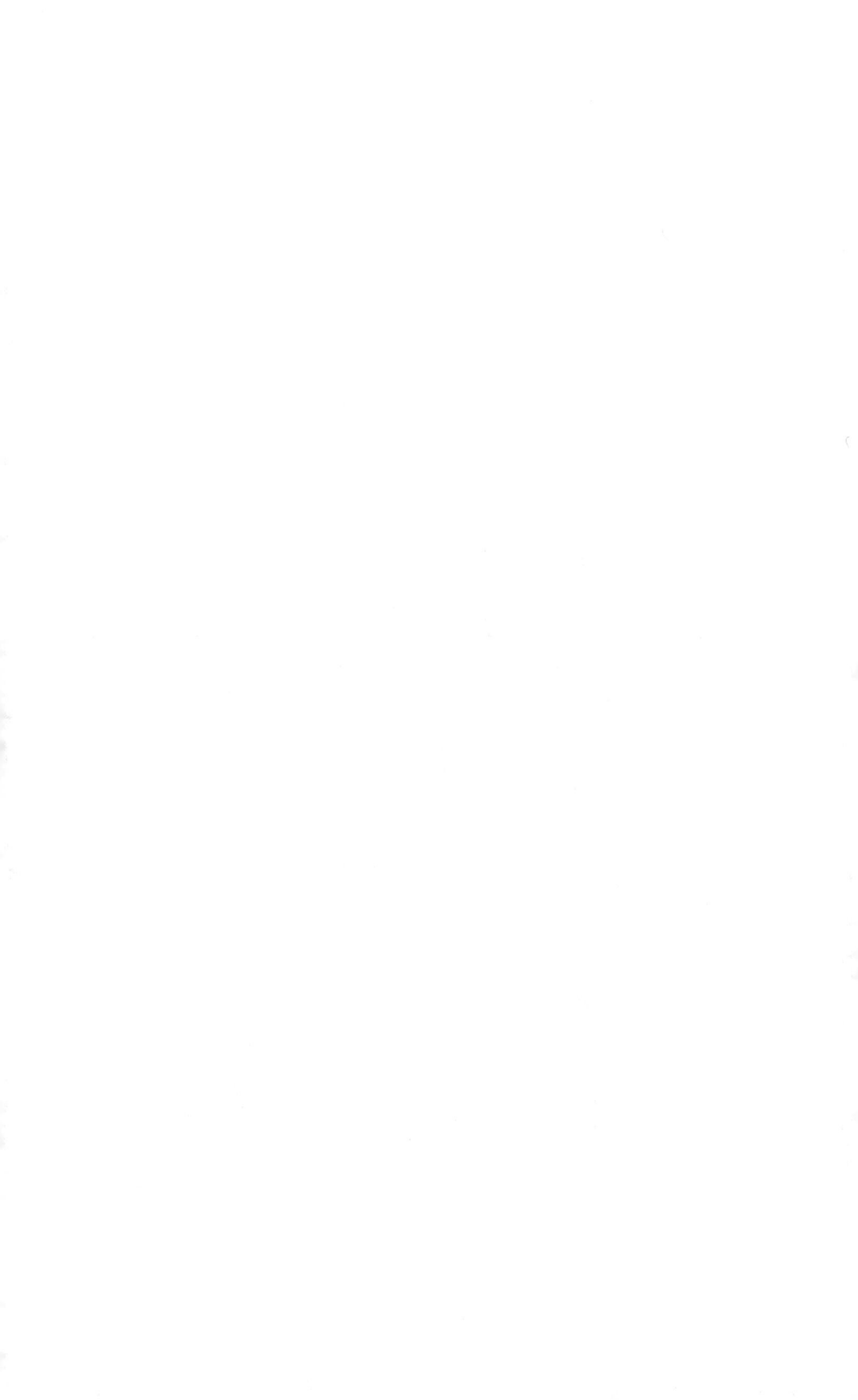

DISCLAIMER

Questo documento è finalizzato a fornire informazioni esatte e affidabili per quanto riguarda l'argomento e la questione trattata. La pubblicazione è venduta con l'idea che l'editore non è tenuto a rendere servizi contabili, ufficialmente autorizzati o altrimenti qualificati. Se è necessaria una consulenza, legale o professionale, dovrebbe essere richiesto ad un individuo esperto nella professione.

Le informazioni qui fornite sono dichiarate veritiere e coerenti, in quanto qualsiasi responsabilità, in termini di disattenzione o altro, da qualsiasi uso o abuso di qualsiasi politica, processo o direzione contenuti all'interno è la solitaria e totale responsabilità del lettore destinatario.

In nessuna circostanza alcuna responsabilità legale o colpa sarà tenuta contro l'editore per qualsiasi riparazione, danni o perdite monetarie dovute alle informazioni qui contenute, direttamente o indirettamente.

Le informazioni qui contenute sono offerte esclusivamente a scopo informativo, e sono universali come tali. la presentazione delle informazioni è senza contratto o qualsiasi tipo di assicurazione di garanzia.

I marchi utilizzati sono senza alcun consenso, e la pubblicazione del marchio è senza permesso o sostegno da parte del proprietario del marchio. Tutti i marchi e le marche all'interno di questo libro sono solo a scopo chiarificatore e sono di proprietà dei proprietari stessi, non affiliati con questo documento.

CONOSCERE L'IPNOSI

Quando senti la parola ipnosi, potresti immaginarti la misteriosa figura dell'ipnotizzatore, popolare nei film, nei fumetti e in televisione. Quest'uomo minaccioso e con il pizzetto agita un orologio da taschino avanti e indietro, guidando il soggetto in uno stato di semi-sonno, simile a uno zombie. Una volta ipnotizzato, il soggetto è costretto a obbedire, non importa quanto strana o immorale sia la richiesta. Borbottando "Sì, padrone", il soggetto esegue gli ordini malvagi dell'ipnotizzatore.

Questa rappresentazione popolare non assomiglia molto all'ipnotismo vero e proprio, ovviamente. Infatti, la moderna comprensione dell'ipnosi contraddice questa concezione su diversi punti chiave. I soggetti in trance ipnotica non sono schiavi dei loro "padroni": hanno un assoluto libero arbitrio. Inoltre, non si trovano in uno stato di semi-sonno, ma di iperattenzione.

La nostra comprensione dell'ipnosi è progredita molto nell'ultimo secolo, ma il fenomeno è ancora una sorta di mistero. In questo articolo esamineremo alcune teorie popolari sull'ipnosi ed esploreremo i vari modi in cui gli ipnotisti mettono in pratica la loro arte.

Che cos'è l'ipnosi?
Sono più di 200 anni che le persone riflettono e discutono sull'ipnosi, ma la scienza non ha ancora spiegato completamente come avviene. Vediamo cosa fa una persona sotto ipnosi, ma non è chiaro perché lo faccia. Questo puzzle è in realtà un piccolo tassello di un puzzle molto più grande: il funzionamento della mente umana. È improbabile che gli

scienziati arrivino a una spiegazione definitiva della mente nel prossimo futuro, quindi è probabile che anche l'ipnosi rimanga un mistero.

Tuttavia, gli psichiatri conoscono le caratteristiche generali dell'ipnosi e hanno un modello di funzionamento. Si tratta di uno stato di trance caratterizzato da estrema suggestionabilità, rilassamento e aumento dell'immaginazione. Non è proprio come il sonno, perché il soggetto è vigile per tutto il tempo. Viene spesso paragonato al sogno ad occhi aperti o alla sensazione di "perdersi" in un libro o in un film. Sei pienamente cosciente, ma escludi la maggior parte degli stimoli che ti circondano. Ti concentri intensamente sull'argomento in questione, escludendo quasi del tutto qualsiasi altro pensiero.

Nella trance quotidiana di un sogno ad occhi aperti o di un film, un mondo immaginario ti sembra in qualche modo reale, nel senso che coinvolge pienamente le tue emozioni. Gli eventi immaginari possono provocare paura, tristezza o felicità reali e puoi anche sobbalzare sulla sedia se sei sorpreso da qualcosa (un mostro che balza dall'ombra, per esempio). Alcuni ricercatori classificano tutte queste trance come forme di autoipnosi. Milton Erickson, il principale esperto di ipnotismo del XX secolo, sosteneva che le persone si ipnotizzano quotidianamente. Ma la maggior parte degli psichiatri si concentra sullo stato di trance provocato da esercizi di rilassamento e concentrazione intenzionali. Questa ipnosi profonda viene spesso paragonata allo stato mentale rilassato che intercorre tra la veglia e il sonno.

La prima storia dell'ipnosi

Le persone entrano in trance di tipo ipnotico da migliaia e migliaia di anni; varie forme di meditazione giocano un ruolo importante nelle religioni di molte culture. Ma la concezione scientifica dell'ipnotismo è nata solo alla fine del 1700.

Il padre dell'ipnotismo moderno è Franz Mesmer, un medico austriaco. Mesmer credeva che l'ipnosi fosse una forza mistica che scorreva dall'ipnotizzatore al soggetto (la chiamava "magnetismo animale"). Sebbene i critici abbiano rapidamente scartato l'elemento magico della sua teoria, l'ipotesi di Mesmer, secondo cui il potere alla base dell'ipnosi proveniva dall'ipnotizzatore ed era in qualche modo inflitto al soggetto, ha preso piede per qualche tempo. L'ipnosi era originariamente conosciuta come mesmerismo, dal nome di Mesmer, e ancora oggi usiamo il suo derivato, "mesmerizzare".

Nell'ipnosi convenzionale, ci si avvicina alle suggestioni dell'ipnotista o alle proprie idee come se fossero la realtà. Se l'ipnotista ti suggerisce che la tua lingua si è gonfiata fino al doppio della sua dimensione, sentirai una sensazione in bocca e potresti avere difficoltà a parlare. Se l'ipnotista ti suggerisce di bere un frullato al cioccolato, sentirai il sapore del frullato e la sensazione di raffreddamento della bocca e della gola. Se l'ipnotista ti suggerisce di avere paura, potresti sentirti in preda al panico o iniziare a sudare. Ma per tutto il tempo sei consapevole che è tutto immaginario. In sostanza, stai "giocando a far finta" a un livello intenso, come fanno i bambini.

In questo speciale stato mentale, le persone si sentono disinibite e rilassate. Presumibilmente, questo avviene perché si escludono le preoccupazioni e i dubbi che normalmente tengono sotto controllo le loro azioni. Potresti provare la stessa sensazione guardando un film: Man mano che ti lasci coinvolgere dalla trama, le preoccupazioni relative al lavoro, alla famiglia e così via svaniscono, fino a quando non pensi ad altro che a ciò che appare sullo schermo.

In questo stato, sei anche altamente suggestionabile. Cioè, quando l'ipnotista ti dice di fare qualcosa, probabilmente abbraccerai completamente l'idea. È questo che rende gli spettacoli di ipnosi da palcoscenico così divertenti. Adulti normalmente riservati e ragionevoli si ritrovano improvvisamente a camminare sul palco chiocciando come galline o cantando a squarciagola. La paura dell'imbarazzo sembra volare fuori dalla finestra. Tuttavia, il senso di sicurezza e di moralità del soggetto rimane radicato per tutta la durata dell'esperienza. Un ipnotista non può farti fare nulla che tu non voglia fare.

Ma cos'è che fa sì che questo accada? Nella prossima sezione analizzeremo la teoria più accreditata su ciò che accade quando vieni ipnotizzato.

Cosa c'è sotto

La scuola di pensiero predominante sull'ipnosi è che si tratta di un modo per accedere direttamente alla mente subconscia di una persona. Normalmente, sei consapevole solo dei processi di pensiero della tua mente cosciente. Pensi consapevolmente ai problemi che hai di fronte, scegli consapevolmente le parole quando parli, cerchi consapevolmente di ricordare dove hai lasciato le chiavi.

Ma nel fare tutte queste cose, la tua mente cosciente lavora fianco a fianco con la tua mente subconscia, la parte inconscia della tua mente che pensa "dietro le quinte". La tua mente subconscia accede al vasto serbatoio di informazioni che ti permette di risolvere problemi, costruire frasi o trovare le chiavi. Mette insieme piani e idee e li sottopone alla tua mente cosciente. Quando una nuova idea ti arriva all'improvviso, è perché hai già pensato al processo in modo inconscio.

Cosa c'è in un nome?

James Braid, un chirurgo scozzese del XIX secolo, diede origine ai termini "ipnotismo" e "ipnosi" basandosi sulla parola hypnos, che in greco significa "dormire". Braid e altri scienziati dell'epoca, come Ambroise-Auguste Liebeault, Hippolyte Bernheim e J.M. Charcot, teorizzarono che l'ipnosi non è una forza inflitta dall'ipnotizzatore, ma una combinazione di risposte psicologicamente mediate alle suggestioni.

Nella nomenclatura corretta, l'ipnosi si riferisce allo stato di trance in sé, mentre l'ipnotismo si riferisce all'atto di indurre questo stato e allo studio di questo stato. L'ipnotista è colui che induce lo stato di ipnosi, mentre l'ipnoterapeuta è una persona che induce l'ipnosi per trattare malattie fisiche o mentali.

Il tuo subconscio si occupa anche di tutte le cose che fai automaticamente. Non ti occupi attivamente delle fasi di respirazione minuto per minuto: è la tua mente subconscia a farlo. Non pensi a tutte le piccole cose che fai mentre guidi un'auto: molte di quelle piccole cose sono pensate dal tuo subconscio. Il tuo subconscio elabora anche le informazioni fisiche che il tuo corpo riceve.

In breve, la tua mente subconscia è il vero cervello dietro l'operazione: è lei che fa la maggior parte dei tuoi ragionamenti e decide molte delle tue azioni. Quando sei sveglio, la tua mente cosciente lavora per valutare molti di questi pensieri, prendere decisioni e mettere in pratica alcune idee. Inoltre, elabora nuove informazioni e le trasmette alla mente subconscia. Quando dormi, invece, la mente cosciente si toglie di mezzo e il tuo subconscio ha libero sfogo.

Gli psichiatri teorizzano che il rilassamento profondo e gli esercizi di concentrazione dell'ipnotismo funzionino per calmare e sottomettere la mente cosciente in modo che assuma un ruolo meno attivo nel processo di pensiero. In questo stato, sei ancora consapevole di ciò che sta accadendo, ma la tua mente cosciente passa in secondo piano rispetto a quella subconscia. In effetti, questo permette a te e all'ipnotista di lavorare direttamente con il subconscio. È come se il processo di ipnosi aprisse un pannello di controllo all'interno del tuo cervello.

Gli ipnotisti sostengono che i soggetti sotto ipnosi sono molto simili ai bambini: giocosi e fantasiosi, accolgono pienamente le suggestioni più bizzarre.

Si tratta di una spiegazione particolarmente convincente della giocosità e disinibizione dei soggetti ipnotici. La mente cosciente è la principale componente inibitoria della tua composizione - ha il compito di mettere i freni - mentre la mente subconscia è la sede dell'immaginazione e dell'impulso. Quando la mente subconscia ha il controllo, ti senti molto più libero e puoi essere più creativo. La tua mente cosciente non deve filtrare tutto.

Questa teoria sostiene che le persone ipnotizzate fanno così volentieri cose bizzarre perché la mente cosciente non filtra e non trasmette le informazioni che recepiscono. Sembra che i suggerimenti dell'ipnotista provengano direttamente dal subconscio, piuttosto che da un'altra persona. Reagisci automaticamente a questi impulsi e suggerimenti, proprio come faresti con i tuoi pensieri. Naturalmente, la tua mente subconscia ha una coscienza, un istinto di sopravvivenza e delle idee proprie, quindi ci sono molte cose che non accetta.

Il subconscio regola le tue sensazioni corporee, come il gusto, il tatto e la vista, così come le tue emozioni. Quando la porta d'accesso è aperta e l'ipnotista può parlare direttamente con il tuo subconscio, può innescare tutte queste sensazioni, in modo che tu possa provare il gusto di un frullato al cioccolato, la soddisfazione dell'appagamento e qualsiasi altra sensazione.

Inoltre, il subconscio è il deposito di tutti i tuoi ricordi. Durante l'ipnosi, i soggetti possono essere in grado di accedere a eventi passati che hanno completamente dimenticato. Gli psichiatri possono usare l'ipnosi per far riaffiorare questi ricordi in modo da risolvere finalmente un problema personale correlato. Dato che la mente del soggetto è in uno stato così suggestionabile, è anche possibile creare falsi ricordi. Per questo motivo, gli psichiatri devono essere estremamente cauti quando esplorano il passato di un soggetto ipnotizzato.

Questa teoria dell'ipnosi si basa principalmente su un ragionamento logico, ma ci sono alcune prove fisiologiche che la supportano. Nella prossima sezione analizzeremo alcuni dati fisici che i ricercatori hanno raccolto sull'ipnosi.

Onde ed emisferi

In numerosi studi, i ricercatori hanno confrontato i "segni fisici" dei soggetti ipnotici con quelli delle persone non ipnotizzate. Nella maggior parte di questi studi, i ricercatori non hanno riscontrato alcun cambiamento fisico significativo associato allo stato di trance dell'ipnosi. Il battito cardiaco e la respirazione del soggetto possono rallentare, ma ciò è dovuto al rilassamento coinvolto nel processo di ipnosi, non allo stato ipnotico in sé.

Fai da te!

Non hai necessariamente bisogno di un ipnotizzatore altamente qualificato per indurre l'ipnosi. Con le giuste tecniche di rilassamento e concentrazione, quasi tutti possono entrare in uno stato ipnotico da soli e dare le proprie suggestioni alla mente inconscia (visita SelfHypnosis.com per scoprire come).

Alcuni esperti di ipnotismo ritengono che tutta l'ipnosi sia auto-ipnosi. Che lo stato di trance sia provocato da un lungo e noioso viaggio in autostrada o da un abile psichiatra, è sempre il soggetto a dare inizio alla trance. Secondo questa visione, l'ipnotista è solo una guida che facilita il processo.

Tuttavia, sembra che l'attività cerebrale sia cambiata. I dati più significativi provengono dagli elettroencefalogrammi (EEG), misurazioni dell'attività elettrica del cervello. Un'ampia ricerca sull'EEG ha dimostrato che il cervello produce onde cerebrali diverse, ritmi di tensione elettrica, a seconda dello stato mentale. Il sonno profondo, ad esempio, ha un ritmo diverso da quello del sogno e la piena vigilanza ha un ritmo diverso dal rilassamento.

In alcuni studi, gli EEG di soggetti sottoposti a ipnosi hanno mostrato un aumento delle onde a bassa frequenza associate al sogno e al sonno e un calo delle onde a più alta frequenza associate alla piena veglia. Le informazioni sulle onde cerebrali non sono un indicatore definitivo del funzionamento della mente, ma questo schema corrisponde all'ipotesi che la mente cosciente si ritiri durante l'ipnosi e la mente subconscia assuma un ruolo più attivo.

I ricercatori hanno anche studiato i modelli della corteccia cerebrale che si verificano durante l'ipnosi. In questi studi, i soggetti ipnotizzati mostravano un'attività ridotta nell'emisfero sinistro della corteccia cerebrale, mentre l'attività dell'emisfero destro spesso aumentava. I neurologi ritengono che l'emisfero sinistro della corteccia sia il centro di controllo logico del cervello; opera sulla base di deduzioni, ragionamenti e convenzioni. L'emisfero destro, invece, controlla l'immaginazione e la creatività. Una diminuzione dell'attività dell'emisfero sinistro corrisponde all'ipotesi che l'ipnosi sottometta l'influenza inibitoria della mente cosciente. Al contrario, un aumento dell'attività dell'emisfero destro supporta l'idea che la mente creativa e impulsiva del subconscio prenda il controllo. Non si tratta di una prova definitiva, ma dà credito all'idea che l'ipnosi apra la mente subconscia.

Che l'ipnosi sia o meno un fenomeno fisiologico, milioni di persone praticano regolarmente l'ipnosi e milioni di soggetti riferiscono che ha funzionato su di loro. Nella prossima sezione vedremo i metodi più comuni per indurre una trance ipnotica.

Ti stai addormentando

I metodi degli ipnotisti variano, ma tutti dipendono da alcuni prerequisiti fondamentali:

- Il soggetto deve voler essere ipnotizzato.
- Il soggetto deve credere di poter essere ipnotizzato.
- Il soggetto deve infine sentirsi a proprio agio e rilassato.

Se questi criteri sono soddisfatti, l'ipnotista può guidare il soggetto in una trance ipnotica utilizzando una serie di metodi. Le tecniche ipnotiche più comuni sono:

Induzione dello sguardo fisso o fissazione degli occhi: è il metodo che si vede spesso nei film, quando l'ipnotista agita un orologio da taschino davanti al soggetto.

L'idea di base è quella di far concentrare il soggetto su un oggetto in modo così intenso da escludere qualsiasi altro stimolo. Mentre il soggetto si concentra, l'ipnotista gli parla a bassa voce, cullandolo nel suo rilassamento. Questo metodo era molto popolare agli albori dell'ipnotismo, ma oggi non è molto utilizzato perché non funziona su un'ampia fetta di popolazione.

Rapido - L'idea di questo metodo è quella di sovraccaricare la mente con comandi improvvisi e decisi.

Se i comandi sono forti e l'ipnotista è abbastanza convincente, il soggetto rinuncerà al suo controllo cosciente sulla situazione. Questo metodo funziona bene per un ipnotizzatore da palcoscenico perché la circostanza inedita di trovarsi di fronte a un pubblico mette i soggetti in tensione, rendendoli più suscettibili ai comandi dell'ipnotizzatore.

Rilassamento progressivo e immagini - Questo è il metodo di ipnosi più comunemente utilizzato dagli psichiatri.

Parlando al soggetto con voce lenta e rilassante, l'ipnotista lo porta gradualmente a rilassarsi e a concentrarsi completamente, facendolo entrare in piena ipnosi. In genere, i corsi di autoipnosi, così come le audiocassette di rilassamento e meditazione, utilizzano il metodo del rilassamento progressivo.

Perdita di equilibrio - Questo metodo crea una perdita di equilibrio utilizzando un dondolio lento e ritmico.

I genitori addormentano i bambini con questo metodo da migliaia di anni.

Prima di portare un soggetto in trance completa, gli ipnotisti generalmente testano la sua volontà e la sua capacità di essere ipnotizzato. Il metodo di prova tipico consiste nel fare alcune semplici suggestioni, come "Rilassa completamente le braccia", fino ad arrivare a suggestioni che chiedono al soggetto di sospendere l'incredulità o di distorcere i pensieri normali, come "Fai finta di essere senza peso".

A seconda dello stato mentale e della personalità della persona, l'intero processo di ipnosi può durare da pochi minuti a più di mezz'ora. Gli ipnotisti e i sostenitori dell'ipnotismo considerano questo particolare stato mentale come un potente strumento con un'ampia gamma di applicazioni. Nella prossima sezione vedremo alcuni degli usi più comuni dell'ipnotismo.

Per divertimento e profitto

Negli spettacoli di ipnotismo di Las Vegas e nelle dimostrazioni itineranti di ipnotismo nei circuiti universitari, l'ipnotismo viene utilizzato principalmente a scopo di intrattenimento. È un'esperienza incredibile vedere qualcuno che trasforma persone comuni, magari i tuoi amici o i tuoi familiari, in artisti straordinari. Il potere della suggestione e dell'immaginazione e l'abbassamento delle inibizioni danno vita a uno spettacolo fantastico.

Certificabile

Nelle pubblicità dei trattamenti ipnotici per la perdita di peso, spesso vedi la scritta "Ipnotista certificato!" a caratteri cubitali. Cosa significa in realtà?

A quanto pare, non esiste un unico processo di certificazione ufficiale né un organismo di regolamentazione per gli ipnotisti. Se segui un corso di due giorni sull'ipnotismo, è sufficiente per affermare di essere un ipnotista certificato. Alcuni programmi di certificazione, come ad esempio quello gestito dalla National Guild of Hypnotists, impongono ai loro studenti standard rigorosi, ma molti non lo fanno.

I medici e gli psichiatri che sono membri di organizzazioni professionali sono invece ben regolamentati. L'Associazione Psichiatrica Americana (APA) e l'Associazione Medica Americana (AMA) hanno entrambe standard rigorosi per la pratica professionale dell'ipnoterapia.

Tuttavia, queste dimostrazioni scalfiscono solo la superficie di ciò che l'ipnotismo può fare: tutte le suggestioni sono intenzionalmente frivole, per garantire che nessuno si faccia male. L'ipnotista usa il suo accesso alla mente inconscia solo per giocare con il soggetto. L'ipnotismo più complesso utilizza questo accesso per ottenere cambiamenti a lungo termine nel soggetto.

L'esempio più diffuso di questa modifica comportamentale ipnotica è il trattamento ipnotico di controllo delle abitudini. In questa applicazione, l'ipnotista si concentra su una particolare abitudine radicata nell'inconscio del soggetto (ad esempio, fumare o mangiare troppo). Con il "pannello di controllo" della tua mente aperto, l'ipnotista può essere in grado di riprogrammare il tuo subconscio per invertire il comportamento. Alcuni ipnotisti lo fanno collegando una risposta negativa alla cattiva abitudine. Ad esempio, l'ipnotista potrebbe suggerire al tuo subconscio che fumare provoca nausea. Se questa associazione viene programmata in modo efficace, ti sentirai male ogni volta che penserai di fumare una sigaretta. In alternativa, l'ipnotista può aumentare la tua forza di volontà, suggerendo al tuo subconscio che non hai bisogno delle sigarette e che non le vuoi.

L'ipnotismo per il controllo delle abitudini è comunemente praticato su scala di massa, in seminari di un giorno che si tengono in suite d'albergo o attraverso cassette audio o CD. Poiché il trattamento non è specificamente adattato a ciascun soggetto e il trattamento è rapido, questi programmi sono spesso inefficaci. Anche se il trattamento dà risultati positivi nel breve periodo, è molto probabile che il soggetto abbia una ricaduta.

Le sessioni di ipnotismo dirette e individuali tendono a dare risultati migliori. Nella prossima sezione esploreremo questa forma terapeutica di ipnotismo.

Sono guarito!

Nell'ultima sezione abbiamo analizzato l'ipnosi come mezzo per invertire le cattive abitudini. Un'applicazione correlata dell'ipnotismo è l'ipnoterapia psichiatrica. In una sessione di terapia, uno psichiatra può ipnotizzare il suo soggetto per lavorare su problemi personali profondi e radicati. La terapia può assumere la forma di rompere gli schemi negativi di comportamento, come nei programmi di controllo delle abitudini di massa. Questo può essere particolarmente efficace per affrontare le fobie, paure irragionevoli di particolari oggetti o situazioni. Un'altra forma di ipnoterapia psichiatrica consiste nel portare a livello cosciente i problemi psichiatrici sottostanti. Accedere a paure, ricordi ed emozioni represse può aiutare a chiarire questioni difficili e a risolvere problemi persistenti.

Gli ipnotisti possono anche sfruttare i ricordi sopiti per aiutare le forze dell'ordine. In questa pratica, chiamata ipnotismo forense, gli investigatori accedono ai ricordi profondi e repressi di un crimine passato per aiutare a identificare un sospetto o a completare i dettagli del caso. Poiché gli ipnotisti possono indurre i soggetti a formare falsi ricordi, questa tecnica è ancora molto controversa nel mondo forense.

Un'altra forma controversa di ipnotismo è l'ipnoterapia medica. Medici e leader spirituali di tutto il mondo sostengono che la suggestione ipnotica può alleviare il dolore e persino curare la malattia in alcuni pazienti. L'idea di fondo è che la mente e il corpo sono inestricabilmente intrecciati. Quando si suggerisce al subconscio che il corpo non sente dolore o che è libero da malattie, il subconscio può effettivamente provocare il cambiamento.

Ci sono molte prove aneddotiche a sostegno di questa idea. Utilizzando solo la suggestione ipnotica come anestetico, migliaia di donne hanno superato il parto con dolore e disagio minimi. Innumerevoli pazienti oncologici giurano sull'ipnosi, sostenendo che aiuta a gestire il dolore della chemioterapia, e alcuni ex pazienti attribuiscono la loro guarigione all'ipnoterapia.

Il successo dell'ipnoterapia è innegabile, ma molti medici sostengono che la trance ipnotica non sia effettivamente responsabile dei risultati positivi. Nella prossima sezione vedremo come molti scettici spiegano i fenomeni ipnotici.

La piuma magica

Nella storia relativamente breve dell'ipnotismo moderno, ci sono state decine di tecniche ipnotiche e una vasta gamma di spiegazioni del fenomeno. L'unica costante di tutto ciò sono stati i soggetti ipnotici stessi. Indipendentemente dalla visione dell'arte dell'ipnotista, è innegabile che le persone entrano in uno stato speciale in cui sono anormalmente suggestionabili e disinibite.

Gli scettici moderni hanno una spiegazione valida e convincente di questo stato insolito. I soggetti ipnotizzati non sono in realtà in uno stato di trance, sostengono, ma pensano solo di esserlo. La pressione sociale e l'influenza dell'ipnotizzatore sono spesso sufficienti per convincere le persone a comportarsi in un certo modo. Quando si trovano ad ascoltare i suggerimenti, pensano di essere in trance ipnotica. I fautori di questa teoria sostengono che questa convinzione, da sola, può essere abbastanza potente da provocare notevoli cambiamenti in una persona. Se pensi che qualcuno ti stia obbligando ad agire in un certo modo, ti comporterai in quel modo. Se pensi che la suggestione ipnotica allevierà il tuo dolore, la tua mente produrrà questa sensazione.

In quest'ottica, un ipnotizzatore efficace non è quello che riesce a sondare i recessi della tua mente, ma quello che ha un'autorità e un carisma tali da convincerti a seguirlo.

In senso generale, questo fenomeno è noto come effetto placebo. In numerosi studi, le persone a cui sono state somministrate delle semplici pillole di zucchero si sono comportate e sentite in modo diverso solo perché pensavano di doverlo fare. È chiaro che la mente può influenzare tutti gli aspetti del corpo fisico, quindi è logico che una convinzione radicata possa ridurre il dolore o addirittura aiutare a curare una malattia.

Ma alla fine, questa spiegazione dell'ipnosi equivale più o meno alla stessa teoria della trance. Quando riesci a convincere qualcuno che hai provocato un cambiamento nel suo subconscio, l'informazione viene registrata come un fatto. Come ogni fatto, questa informazione si radicherà nella mente subconscia. Quindi, anche se lo stato ipnotico non è altro che un frutto dell'immaginazione del soggetto, le suggestioni ipnotiche possono comunque riformare le sue convinzioni più radicate. Il risultato finale è lo stesso!

Anche se l'ipnosi non è un trattamento medico molto comune in Occidente, è stata utilizzata per secoli in varie forme di medicina orientale e primitiva. Mentre l'Occidente riscopre molte antiche pratiche di guarigione come l'omeopatia e la fitoterapia, i medici occidentali e gli operatori di terapie alternative stanno riscoprendo i benefici dell'uso dell'ipnosi per trattare i pazienti che non rispondono bene, o non rispondono affatto, alla medicina tradizionale occidentale. Alcuni studi hanno scoperto che l'ipnosi può avere un impatto positivo su molte condizioni mediche diverse, comprese quelle associate al dolore cronico e alla fatica.

Gli psicologi utilizzano l'ipnosi da molto tempo come parte della valutazione psicologica e del trattamento dei pazienti. Alcuni psicologi ritengono che l'ipnosi sia una forma di dissociazione, ma questo è un argomento molto dibattuto all'interno della comunità psicologica. L'evidenza aneddotica dimostra che l'ipnosi può essere di grande aiuto nel trattamento dell'aspetto psicologico di problemi fisici come le dipendenze o nell'affrontare gli aspetti emotivi e psicologici di malattie come la fibromialgia.

Poiché disturbi come le dipendenze o la fibromialgia hanno componenti sia psicologiche che fisiche, i pazienti che ne soffrono devono trattare sia le cause fisiche che quelle psicologiche del disturbo. L'ipnosi è di solito un modo sicuro ed efficace per trattare contemporaneamente entrambe le parti del problema. Anche se le comunità mediche e psicologiche sono divise sull'efficacia dell'ipnosi come trattamento medico, ci sono milioni di persone che l'hanno aiutata e che ti diranno che funziona.

COS'È L'IPNOSI?

In termini più semplicistici, l'ipnosi può essere descritta come uno stato alterato di coscienza. La maggior parte delle persone pensa all'ipnosi come a uno stato di trance, ma questa non è una descrizione accurata. Quando sei in uno stato ipnotico sei in realtà in uno stato mentale super rilassato in cui la tua mente cosciente è così rilassata che non pensi affatto alle normali cose quotidiane. Essere ipnotizzato ti permette di connetterti con la tua mente subconscia e di far emergere ricordi, esperienze e altri eventi che hanno avuto un ruolo significativo nella tua vita o nel tuo sviluppo.

Di solito lo stato ipnotico viene indotto da un terapeuta o da un medico esperto, ma esistono corsi che ti insegneranno a ipnotizzare te stesso. Se hai intenzione di provare l'ipnosi per un trattamento medico, potresti rivolgerti a un professionista per iniziare il trattamento e poi, se funziona, imparare a ipnotizzare te stesso in modo da poter continuare il trattamento da solo ogni volta che la tua condizione si aggrava. Mentre sei in uno stato ipnotico, il terapeuta o il medico professionista creerà quella che viene chiamata suggestione ipnotica. La suggestione ipnotica è ciò che dice al tuo subconscio cosa cambiare.

Ad esempio, se vieni ipnotizzato per aiutarti ad affrontare la tua dipendenza dall'alcol, una suggestione ipnotica che dice al tuo cervello che non hai più bisogno dell'alcol per funzionare, combinata con un trattamento fisico per i sintomi di astinenza che sperimenterai quando smetterai di bere, dovrebbe renderti completamente libero dalla dipendenza dall'alcol. Una volta disintossicato, il tuo corpo non ne sentirà più il desiderio e, dopo una suggestione ipnotica che ti dice che non hai più bisogno dell'alcol, la tua mente non sarà più convinta di non poter funzionare con esso.

I medici non sono del tutto sicuri di come il cervello crei uno stato ipnotico, ma sanno solo che lo stato ipnotico esiste e può essere indotto nella maggior parte delle persone. Le suggestioni ipnotiche non sono una soluzione semplice ai problemi medici e spesso l'utilizzo dell'ipnosi per i trattamenti medici richiede diverse sessioni per essere pienamente efficace. Tuttavia, è sempre più evidente che l'uso dell'ipnosi per trattare condizioni difficili da trattare, soprattutto quelle che hanno componenti psicologiche, può essere un modo molto efficace per aiutare un individuo a creare cambiamenti duraturi nella sua vita che miglioreranno la salute e il benessere.

Le condizioni che non sembrano rispondere ad altri trattamenti di solito rispondono bene al trattamento ipnotico. Se non approvi la medicina occidentale o se preferisci un approccio più olistico alla cura della tua salute, puoi provare a usare l'ipnosi per trattare qualsiasi cosa, dall'asma al dolore causato da procedure mediche come le biopsie del midollo osseo, il trattamento del cancro al seno e la pulizia e la cucitura delle ferite. Per le persone molto sensibili all'ipnosi, a volte l'ipnosi può persino sostituire l'anestesia che di solito stordisce il paziente durante un intervento chirurgico. Non è una pratica comune ipnotizzare qualcuno prima di un intervento chirurgico, ma per le persone che hanno avuto reazioni negative ai farmaci per l'anestesia l'ipnosi è un'opzione.

TUTTI POSSONO ESSERE IPNOTIZZATI?

Una delle domande più frequenti quando si parla di ipnosi è se tutti possono essere ipnotizzati. Alcune persone sono convinte di non poter essere ipnotizzate e sono convinte che l'ipnosi non funzionerà mai per loro. Qual è la vera risposta? È impossibile per alcune persone essere ipnotizzate nel modo in cui sostengono? La risposta è sì e no. In teoria, tutti possono essere ipnotizzati, quindi non c'è una ragione fisica per cui tutti non possano essere messi in uno stato ipnotico. Tuttavia, ci possono essere ragioni psicologiche per cui una persona è resistente all'ipnosi, che potrebbero rendere molto difficile per quella persona rilassarsi abbastanza da entrare in un vero stato ipnotico.

Di solito le persone che sono certe di non poter essere ipnotizzate hanno un profondo bisogno di controllo e pensano che se si lasciano ipnotizzare rinunceranno al controllo, quindi non si lasceranno mai rilassare abbastanza da raggiungere lo stato ipnotico. Ma durante l'ipnosi non rinunci mai al controllo della tua mente o del tuo corpo e non sei mai incosciente. La tua mente cosciente è solo profondamente rilassata e lascia che la mente subconscia venga in primo piano. Quindi le persone che sono sicure di non poter essere ipnotizzate, in realtà possono esserlo, ma non finché non abbandonano la convinzione che essere ipnotizzati significhi cedere il controllo di se stessi a qualcun altro.

Un altro motivo per cui le persone hanno difficoltà a entrare in uno stato ipnotico è il terapeuta con cui lavorano. Per potersi rilassare in modo così profondo come è necessario per diventare ipnotizzati, è fondamentale che la persona ipnotizzata si fidi implicitamente del terapeuta. Se c'è disagio o sfiducia da parte della persona che viene ipnotizzata, questa non sarà in grado di rilassarsi abbastanza da entrare nello stato ipnotico e il trattamento non funzionerà.

Quando si parla di ipnosi, gli esperti medici e psicoterapeuti e gli operatori sanitari alternativi concordano sul fatto che tutti possono essere ipnotizzati, ma non tutti lo vogliono. Voler essere ipnotizzati ed essere aperti al processo ipnotico è molto importante. È anche importante che la persona che sta per essere ipnotizzata si senta a proprio agio con la persona che la sta ipnotizzando. Quindi, se vai da uno psicologo o da un professionista della salute alternativa per farti aiutare a smettere di fumare ma non ti senti a tuo agio con quel terapeuta, allora non funzionerà. Quel terapeuta non sarà in grado di ipnotizzarti.

Per questo motivo è estremamente importante trovare l'ipnoterapeuta giusto per te, qualcuno con cui tu ti senta totalmente a tuo agio. Più avanti vedremo come capire qual è l'ipnoterapeuta giusto per te e cosa dovresti chiedere a un ipnoterapeuta prima di iniziare il trattamento con quella persona per assicurarti che sia ben preparato, esperto, legittimo e giusto per te.

IPNOSI DA STADIO

Quando la maggior parte delle persone pensa all'ipnosi, l'immagine che ha in mente è quella dell'ipnosi da palcoscenico. L'ipnosi da palcoscenico si svolge come un numero di magia, in cui l'ipnotizzatore sale sul palco e sceglie le persone del pubblico da ipnotizzare. Una volta scelti i volontari, li ipnotizza sul palco davanti al pubblico e mentre sono sotto ipnosi fa fare loro degli stupidi trucchi da salotto, come chiocciare come un pollo o abbaiare come un cane quando qualcuno pronuncia una determinata parola.

Potrebbe farli agire in altri modi sciocchi o inappropriati e poi schioccare le dita o contare fino a tre e farli uscire dall'ipnosi senza che ricordino nulla di ciò che hanno fatto mentre erano sotto ipnosi. Potrebbe anche impartire alcune "suggestioni post ipnotiche" in modo che continuino a svolgere l'attività anche dopo che non sono più ipnotizzati.

Ma l'ipnosi da palcoscenico è esattamente questo: una messa in scena. L'ipnosi da palcoscenico utilizza una combinazione di molti fattori e strategie diverse per far sembrare che le persone sul palco siano ipnotizzate, ma in realtà si tratta di un'illusione e non vengono mai ipnotizzate. Proprio come i maghi, gli ipnotisti da palcoscenico utilizzano molte tecniche di manipolazione, giochi di prestigio, trucchi e un po' di buona vecchia fortuna per far credere che le persone siano davvero ipnotizzate.

Ci sono diversi fattori psicologici che entrano in gioco in una situazione in cui si utilizza l'ipnosi da palcoscenico. Il solo fatto di trovarsi in un gruppo con molte altre persone rende le persone più accondiscendenti. Cercheranno inconsciamente l'approvazione del gruppo. Le persone con un certo tipo di personalità sono anche più propense a cercare i riflettori, per cui è molto probabile che si offrano volontariamente per essere ipnotizzate. Una volta selezionati e saliti sul palco, saranno molto suscettibili alle astuzie dell'ipnotizzatore per il desiderio di compiacere lui e il gruppo e per il desiderio di ottenere l'attenzione del gruppo.

Gli ipnotisti da palcoscenico individuano il loro pubblico con molta attenzione. Ti sei mai chiesto cosa spinge un ipnotizzatore da palcoscenico o un mago a scegliere le persone che sceglie per partecipare quando arriva la parte dello spettacolo dedicata alla partecipazione del pubblico? Le selezioni sono fatte in modo da sembrare casuali, ma in realtà sono tutt'altro. Questi artisti sono molto ben addestrati nell'arte di leggere le persone e sono alla ricerca di particolari tipi di persone da utilizzare nel loro numero.

La vera arte dello spettacolo del mago o dell'ipnotizzatore non sta nei trucchi che il pubblico vede, ma in quelli che non vede. I maghi e gli ipnotizzatori da palcoscenico utilizzano tre strategie principali quando pianificano il loro spettacolo, selezionano il pubblico e si esibiscono per assicurarsi che ogni spettacolo si svolga senza intoppi e convincere il pubblico che i loro trucchi e l'ipnosi sono reali.

COME GLI IPNOTISTI DA PALCOSCENICO INGANNANO IL PUBBLICO

In termini molto semplici, esistono tre diverse strategie che gli ipnotisti da palcoscenico utilizzano regolarmente per ingannare il pubblico. Senza queste strategie di base e una conoscenza molto approfondita della psicologia umana, oltre a un'innata e ben sviluppata capacità di leggere il linguaggio del corpo e delle persone, gli ipnotisti da palcoscenico e i maghi non sarebbero mai in grado di convincere le persone che i loro numeri sono reali. I tre tipi di strategie fondamentali che gli ipnotizzatori da palcoscenico utilizzano per realizzare uno spettacolo di successo sono:

1. Contano sul fatto che il pubblico si comporti in un certo modo - La psicologia di base prevede che le persone sul palco vogliano attirare l'attenzione del resto del pubblico e giocare con esso. L'ipnotista utilizza quindi delle suggestioni di base sapendo che i partecipanti del pubblico agiranno in modi che normalmente non farebbero a causa del bisogno di approvazione da parte dei coetanei e del desiderio di intrattenere. Queste azioni possono poi essere dichiarate dall'ipnotista come il risultato della sua ipnosi.

2. "Mettere alla prova i volontari - Per assicurarsi che i soggetti scelti per salire sul palco ed essere "ipnotizzati" siano i più accondiscendenti del gruppo e quelli che vogliono davvero essere al centro dell'attenzione e vogliono esibirsi, l'ipnotista chiederà al pubblico di eseguire una serie di piccoli compiti con la scusa di selezionare i partecipanti. Chiedendo al pubblico di applaudire o fischiare, l'ipnotista può individuare le persone più propense a rispondere a un ordine.

Chiedendo al pubblico chi è disposto a salire sul palco, l'ipnotista è in grado di determinare quali membri del pubblico vogliono davvero essere al centro dell'attenzione. Da lì l'ipnotista può ridurre il gruppo sempre di più, ponendo loro altre domande e chiedendo loro di eseguire altri numeri. Alla fine l'ipnotista si ritroverà con un gruppo di persone sul palco che sono sicure di volersi esibire, di voler essere al centro dell'attenzione, di essere altamente suscettibili al potere della suggestione e di accettare bene gli ordini diretti. Una volta riunite queste persone, non è difficile per l'ipnotizzatore utilizzare l'ultimo metodo di inganno per convincere le persone che lo spettacolo è reale: i giochi di prestigio.

3. Gioco di prestigio - Questa è la parte che fa sembrare tutto reale al pubblico. Utilizzando sottili manipolazioni, oggetti di scena, il potere della suggestione e una buona dose di rapidità di pensiero, l'ipnotista è in grado di creare l'illusione che le persone sul palco siano ipnotizzate e che le loro azioni siano dettate dall'ipnotista.

Oltre a queste strategie, gli ipnotisti da palcoscenico hanno una serie di trucchi completamente diversi che vengono utilizzati per assicurarsi che, una volta portati sul palco, i membri del pubblico si comportino come se fossero davvero ipnotizzati e sotto il controllo dell'ipnotista. Dopo tutto, l'intero spettacolo fiorirà o fallirà in base alla bravura delle persone sul palco. Quindi, come fanno gli ipnotisti ad assicurarsi che le persone sul palco offrano un buon spettacolo?

I TRUCCHI DEGLI IPNOTISTI DA PALCOSCENICO

Una volta che gli ipnotisti da palcoscenico hanno individuato i membri del pubblico che hanno maggiori probabilità di esibirsi bene e di fare bella figura, ci sono altri trucchi che utilizzano per assicurarsi che le cose vadano bene. Dal momento che tutto sul palco è essenzialmente improvvisato, questa è la parte critica dello spettacolo per un ipnotista da palcoscenico. Se le cose vanno male sul palco, lo spettacolo va a rotoli. Quindi, per assicurarsi che tutto vada come deve e per far sì che tutti gli spettatori sul palco stiano al gioco, l'ipnotista da palcoscenico utilizza:

Conversazioni fuori microfono - I membri del pubblico che non sono sul palco non saranno in grado di sentire le conversazioni tra l'ipnotista e i membri del pubblico a meno che l'ipnotista non indossi o porti con sé un microfono. Quindi, tutto ciò che l'ipnotista deve fare è posare il microfono o togliersi le cuffie per poter discutere con il pubblico. Con la scusa di farli accomodare sul palco, l'ipnotista può chiedere a ciascuno di loro di stare al gioco o di dare indicazioni su ciò che vuole che ogni spettatore faccia sul palco. Poiché i membri del pubblico partecipano per ottenere l'approvazione e l'attenzione dei loro compagni, l'ipnotista può essere abbastanza sicuro che staranno al gioco.

Girare una frase - Utilizzando frasi indirette o dirette, l'ipnotista può dire ai membri del pubblico cosa vuole che facciano senza dir loro effettivamente cosa fare. Utilizzando una frase indiretta come "Non puoi camminare perché i tuoi piedi si sono trasformati in pesi da 20 tonnellate" si dice indirettamente alla persona di non tentare di camminare e di comportarsi come se i suoi piedi fossero diventati improvvisamente estremamente pesanti. Usare frasi indirette e poi non sfidare il pubblico ad agire nel modo opposto, come ad esempio dirgli di provare a camminare, crea l'illusione che l'ipnotista sta cercando di creare.

L'uso di frasi dirette è ingannevolmente semplice e funziona sempre. Dire a un membro del gruppo di partecipazione del pubblico "quando sentirai suonare la campana dovrai abbaiare come un cane" dà chiaramente ai membri del pubblico degli ordini sul comportamento da tenere. Poi l'ipnotizzatore suona il campanello, il pubblico abbaia come gli è stato detto e il pubblico fa gli occhi dolci per il potere dell'ipnotizzatore.

Trucchi da illusionista professionista - Gli illusionisti professionisti possono fare molte cose incredibili che sembrano magiche o mistiche quando in realtà non sono altro che giochi di prestigio e fisica di base. Alcuni trucchi magici e illusioni sembrano molto più impressionanti di quanto non siano e in realtà sono piuttosto facili da realizzare, soprattutto quando c'è la piena partecipazione del pubblico che li esegue. Questi trucchi sono quelli che gli ipnotizzatori professionisti usano per creare le parti più memorabili e "spettacolari" dei loro spettacoli di ipnosi.

IPNOSI DA PALCOSCENICO VS. IPNOSI PER LA SALUTE IPNOSI PER LA SALUTE

A causa dei trucchi utilizzati nell'ipnosi da palcoscenico, l'idea di utilizzare l'ipnosi come strumento terapeutico legittimo ha impiegato molto tempo a prendere piede in Occidente. Le persone davano automaticamente per scontato che l'ipnosi fosse falsa, come falsa era l'ipnosi da palcoscenico. Ma man mano che lo studio della psicologia cresceva e scienziati, medici e comportamentisti iniziavano a comprendere sempre di più l'impatto della connessione tra la mente e il corpo sulla salute fisica di una persona, l'idea che un vero stato ipnotico esistesse davvero iniziò ad affascinare la comunità medica.

I primi studi condotti con l'ipnosi hanno avuto risultati contrastanti, probabilmente perché i ricercatori non erano completamente addestrati su come utilizzare l'ipnosi e su come far rilassare i pazienti e i soggetti in un vero stato ipnotico. Una volta che riuscirono a portare le persone in un vero stato ipnotico, rimasero stupiti dai risultati che erano possibili utilizzando nient'altro che un profondo rilassamento e il potere delle suggestioni ipnotiche.

Anche dopo che l'ipnosi iniziò a essere abbracciata dalla comunità medica, il pubblico in generale impiegò più tempo a convincersi. Oggi ci sono ancora persone che credono che l'ipnosi da palcoscenico sia tutto e che se si rivolgono a un ipnoterapeuta per un trattamento, rinunciano al loro libero arbitrio e lasciano che qualcun altro prenda il controllo su di loro. Molte persone considerano l'ipnosi come un'illazione New Age che non ha alcun valore medico, ma nulla potrebbe essere più lontano dalla verità. Nel mondo di oggi, caratterizzato da ritmi frenetici e stressanti, l'ipnosi e il rilassamento profondo sono il trattamento perfetto per molte delle malattie di cui soffrono le persone, poiché molte di esse sono causate dallo stile di vita stressante delle persone moderne.

Il campo medico e quello psicologico stanno ancora studiando l'ipnosi e trovano sempre nuovi modi per applicarla come strumento terapeutico. L'ipnosi viene già utilizzata per trattare molte condizioni fisiche e psicologiche comuni. L'ipnosi viene spesso utilizzata anche nella giustizia penale per stimolare i ricordi dei testimoni di crimini e per aiutare le persone a guarire da eventi traumatici.

Lo sport è il campo più recente che ha abbracciato l'ipnosi come strumento terapeutico. Gli specialisti di medicina dello sport stanno scoprendo che le tecniche di rilassamento profondo utilizzate nell'ipnosi possono aiutare gli atleti a concentrarsi meglio e a superare dolori, ansia e altri problemi. L'uso dell'ipnosi migliora le loro prestazioni e la loro concentrazione e li aiuta a diventare atleti migliori e di successo.

Quindi, se non hai mai preso seriamente in considerazione l'utilizzo dell'ipnosi per scopi medici o per migliorare la tua salute generale, non è forse arrivato il momento di dare un'altra occhiata all'ipnosi per la salute? I benefici dell'ipnosi per migliorare la tua salute sono molti di più di quelli che potresti conoscere. Vediamo alcuni dei principali benefici dell'ipnosi per la salute.

I DIECI PRINCIPALI BENEFICI DELL'IPNOSI

In che modo l'ipnosi può aiutarti davvero? Quali sono i benefici dell'ipnosi? Queste sono le domande che la maggior parte delle persone si pone quando prende in considerazione l'idea di rivolgersi a un ipnoterapeuta. Poiché l'ipnosi è considerata un trattamento non convenzionale in Occidente, alcune persone sono un po' timorose nel considerarla un trattamento. Ma se pensi a questi benefici che possono derivare dall'ipnosi ti renderai conto che ne vale davvero la pena:

1. L'ipnosi può trattare le dipendenze: cibo, alcol, droghe, fumo, non importa da cosa sei dipendente L'ipnosi può aiutarti a sconfiggere la dipendenza. È dimostrato che l'ipnosi, combinata con un trattamento fisico per eliminare l'assuefazione del tuo corpo a qualsiasi cosa sia dipendente, aiuta a interrompere definitivamente la dipendenza in modo da evitare ricadute e nuove dipendenze nel giro di poco tempo.

2. L'ipnosi può aiutarti a perdere peso e a mantenerlo - Sembra troppo bello per essere vero, vero? Ma non lo è. È stato dimostrato che l'ipnosi è più efficace del 30% rispetto alla semplice dieta quando si tratta di perdere peso. I professionisti del settore medico ipotizzano che l'ipnosi aiuti le persone che si aggrappano ai chili di troppo per motivi psicologici o le persone che mangiano troppo per motivi psicologici a eliminare il loro bisogno psicologico di grasso o cibo extra, rendendo più facile la perdita di peso.

3. L'ipnosi può aiutare a gestire il dolore cronico - Se soffri di una malattia che ti fa soffrire spesso, come la fibromialgia o l'artrite, sai già che a volte ti sembra che nulla possa fermare il dolore. Quando i farmaci e la dieta non ti aiutano a gestire il dolore, l'ipnosi può farlo. In molti studi scientifici è stato dimostrato che l'ipnosi è una tecnica efficace per la gestione del dolore. Quindi, se non c'è nient'altro che funzioni per controllare il dolore o se non vuoi assumere antidolorifici su prescrizione, dovresti provare l'ipnosi.

4. L'ipnosi può aiutare a ridurre lo stress - Lo stress è più di un semplice fastidio. Lo stress può causare gravi malattie nelle persone, come malattie cardiache, pressione alta, obesità, diabete e disturbi del sonno. Se lo stress è molto presente nella tua vita e pensi di non riuscire a controllarlo con la dieta e l'esercizio fisico, allora è il momento di pensare all'Ipnosi.

Poiché l'ipnosi comporta un profondo stato di rilassamento, la mente e il corpo hanno la possibilità di sperimentare il relax di cui hanno disperatamente bisogno.

5. L'ipnosi può aiutare ad affrontare i problemi dell'infanzia - Problemi dell'infanzia. Tutti ne hanno. Da gravi abusi o altri problemi in casa alla mancanza di autostima o al bisogno di avere successo a tutti i costi, i problemi che hai vissuto da bambino potrebbero avere ancora oggi un impatto su di te e portarti a prendere decisioni sbagliate o a non prenderti molta cura di te stesso. L'ipnosi è un ottimo modo per risolvere i problemi dell'infanzia e sostituire i messaggi negativi su di te con altri positivi.

6. L'ipnosi può curare i disturbi del sonno - Milioni di persone soffrono di disturbi del sonno che vanno dall'insonnia completa ai terrori notturni, al dormiveglia, al sonnambulismo e all'incapacità di cadere nel sonno REM di cui il corpo ha bisogno. I disturbi del sonno possono causare una vasta gamma di altri problemi, come l'obesità e la dipendenza da farmaci per il sonno o da caffeina o altri stimolanti nel tentativo di mantenere il corpo in attività anche se è esausto.

I disturbi del sonno sono notoriamente difficili da trattare. Molti disturbi del sonno hanno una condizione psicologica associata che rende necessario un trattamento sia psicologico che fisico per riuscire a dormire. L'ipnosi può aiutare a trattare il problema psicologico che causa i disturbi del sonno e, allo stesso tempo, mette il corpo in uno stato di profondo rilassamento che aiuta il corpo e la mente a ringiovanire.

7. L'ipnosi può favorire un rilassamento profondo - Se hai mai provato la meditazione, sai già quanto sia importante il rilassamento per la mente e il corpo. Se mediti o ti rilassi regolarmente, puoi diventare più creativo, più bravo a risolvere i problemi, meno irritabile e puoi ridurre notevolmente il rischio di problemi di salute come le malattie cardiache o la pressione alta.

Ma se hai problemi a rilassarti o se non riesci mai a rilassarti abbastanza profondamente da sentirti davvero riposato, allora dovresti provare l'ipnosi. L'ipnosi è un modo meraviglioso per sperimentare un rilassamento davvero profondo che ti farà sentire molto più in salute.

8. L'ipnosi può aiutarti a cambiare il tuo comportamento - Sei il tipo di persona che scatta sempre contro gli altri? Sei spesso irritato e arrabbiato? Hai problemi a gestire la tua rabbia? L'ipnosi può aiutarti a cambiare i tuoi modelli comportamentali in modo da essere più sano e felice.

Spesso i modelli comportamentali vengono appresi durante l'infanzia, ma una suggestione ipnotica data mentre sei in uno stato ipnotico profondo può aiutarti a sbarazzarti di quei vecchi messaggi che ti dicono di comportarti in determinati modi e a sostituirli con messaggi per agire in modi nuovi e più appropriati. Se stai cercando di riprenderti dagli effetti di una famiglia disfunzionale o di un'infanzia violenta, usare l'ipnosi per aiutarti a eliminare i modelli malsani che hai imparato per sopravvivere può essere molto terapeutico.

9. L'ipnosi può aiutare a recuperare i ricordi sepolti - Tutte le esperienze che hai vissuto nel corso della tua vita sono sepolte da qualche parte nel tuo cervello. Se hai perso il contatto con le parti del cervello che conservano i ricordi della tua infanzia, l'ipnosi può aiutarti a tornare indietro e a ricordare le cose che devi ricordare per sapere perché ti comporti come ti comporti ora. In genere questo viene utilizzato per aiutare le persone che hanno subito abusi da bambini a capire i loro modelli comportamentali, ma ci possono essere anche ricordi felici che hai dimenticato a causa di un infortunio o di un incidente che possono essere recuperati con l'ipnosi.

10. L'ipnosi può aiutare a trattare l'ansia e la depressione - Molte persone sono riluttanti ad assumere farmaci per trattare l'ansia e la depressione perché non vogliono diventare dipendenti dai farmaci. Altre persone non riescono a trovare un farmaco che funzioni per loro. L'ipnosi è un metodo libero da farmaci e molto efficace per calmare l'ansia e trattare i sintomi della depressione. Utilizzando le suggestioni ipnotiche

per eliminare i fattori scatenanti dell'ansia e della depressione, le persone che soffrono di depressione e ansia possono talvolta trovare sollievo al 100% da queste condizioni grazie all'ipnosi.

LE DIECI DOMANDE PIÙ FREQUENTI SULL'IPNOSI

Poiché in Occidente non si sa molto sull'Ipnosi e non è ancora una terapia comunemente utilizzata, anche se sta diventando sempre più diffusa, le persone hanno sempre molte domande sull'Ipnosi e sul suo utilizzo. Secondo esperti medici, operatori sanitari alternativi e ipnoterapeuti, queste sono le domande più frequenti sull'ipnosi:

1. Avrò ancora il controllo di me stesso?

Questo è ciò che teme la maggior parte delle persone. Hanno il terrore che, se si sottopongono davvero al rilassamento dell'ipnosi ed entrano completamente in uno stato di trance, non avranno più il controllo di se stessi e potranno essere facilmente controllati dalla persona che li sta ipnotizzando. Ma sappi che hai ancora il pieno controllo di te stesso quando sei ipnotizzato. Sei ancora cosciente, ma la tua mente cosciente è estremamente rilassata. Nessuno può prendere il controllo di te e farti fare cose stupide mentre sei ipnotizzato, a meno che tu non lo permetta.

2. Sto rinunciando al mio libero arbitrio se vengo ipnotizzato?

Assolutamente no. Quando sei in uno stato ipnotico sei più consapevole e più concentrato su te stesso rispetto a uno stato normale. Non stai rinunciando al tuo libero arbitrio e non stai permettendo a nessuno di trasformarti in uno "zombie" che eseguirà i suoi ordini. Nonostante quello che hai visto nei film, l'ipnosi non ti rende schiavo della persona che ti ipnotizza.

Inoltre, la persona che ti ipnotizza non può farti innamorare o disinnamorare di qualcun altro, non può farti cambiare una parte essenziale di ciò che sei o fare qualcosa che non vuoi fare. Durante la sessione di ipnosi sei in pieno possesso di tutte le tue facoltà e non sei sotto un "incantesimo" o comunque sotto la direzione di qualcun altro. Le cose che hai visto nei film o negli spettacoli teatrali in cui le persone vengono "ipnotizzate" e corrono in giro comportandosi come polli o dicendo parole sciocche a comando non sono vera ipnosi. Non farai mai nulla mentre sei ipnotizzato che non faresti in circostanze normali.

3. Posso essere ipnotizzato senza il mio consenso?

Questa è un'altra area di preoccupazione per molte persone che non conoscono bene l'ipnosi. Ma non preoccuparti. Nessuno può ipnotizzarti senza il tuo consenso. Semplicemente non succederà. L'ipnosi non è una magia. L'ipnosi è uno stato di rilassamento molto profondo. Se non vuoi essere ipnotizzato, non riuscirai a rilassarti e non entrerai in uno stato ipnotico. Il processo di ingresso in uno stato ipnotico richiede un po' di tempo perché il tuo corpo e la tua mente devono raggiungere il rilassamento profondo necessario per l'ipnosi. Puoi interrompere la sessione di ipnosi in qualsiasi momento durante questo processo se non ti senti a tuo agio o se non vuoi essere ipnotizzato.

Probabilmente hai visto l'ipnosi nei film o in TV, dove la persona che fa l'ipnosi schiocca le dita e l'altra persona cade immediatamente in trance e non è in grado di fare altro che quello che le viene detto. Non è così che funziona l'ipnosi.

4. Cosa succede se non riesco a uscire dall'ipnosi?

È fisicamente impossibile che ciò accada, perché non sei incosciente in nessun momento dell'ipnosi. Sarai in uno stato di profondo rilassamento ma pienamente cosciente e potrai uscirne in qualsiasi momento lo desideri. Puoi anche uscire da questo stato quando ti viene dato un suggerimento verbale dall'ipnoterapeuta. A volte, quando ricevi l'invito verbale a uscire dall'ipnosi, potresti non volerlo fare perché lo stato di rilassamento in cui ti trovi ti fa sentire molto bene. Quando ciò accade, potresti impiegare qualche minuto per tornare alla tua normale consapevolezza, ma è solo perché vuoi rimanere nello stato di rilassamento, non perché sei costretto a rimanervi o perché non riesci a uscirne da solo. Hai sempre il controllo, anche quando sei in uno stato ipnotico profondo.

5. Posso ipnotizzare me stesso?

Puoi assolutamente ipnotizzarti da solo. Dovrai imparare il modo corretto per farlo, ma una volta che avrai ricevuto un po' di istruzioni è molto probabile che tu riesca a ipnotizzarti da solo. Alcune persone preferiscono l'autoipnosi perché non si fidano di un'altra persona che li ipnotizzi e non riescono a rilassarsi abbastanza per entrare in un vero stato ipnotico quando c'è qualcun altro. Puoi anche ipnotizzarti da solo tra una seduta e l'altra con un ipnoterapeuta se senti di aver bisogno di un po' di relax in più.

Quando usi l'autoipnosi, però, non ricevi l'esperienza e l'aiuto terapeutico che otterresti da un terapeuta esperto, quindi se stai usando l'ipnosi per affrontare problemi di ansia, depressione o psicologici, probabilmente dovresti rivolgerti a un terapeuta professionista invece di affidarti all'autoipnosi.

6. L'ipnosi funziona con i bambini?

Sì, l'ipnoterapia viene spesso utilizzata per trattare bambini con disturbi comportamentali e bambini che hanno subito eventi traumatici. I bambini sono stati anche messi in stato ipnotico per aiutare la polizia a risolvere i crimini in cui i bambini sono stati aggrediti. Alcuni ipnoterapeuti hanno scoperto che l'utilizzo dell'ipnosi come metodo di trattamento degli incubi notturni per i bambini di età inferiore ai 10 anni può essere più efficace di altri trattamenti, perché mettere i bambini in uno stato ipnotico profondo prima di andare a letto rilassa il loro cervello al punto da farli smettere di avere incubi notturni. Se il tuo bambino soffre di terrori notturni e non ha risposto bene ad altri trattamenti, l'ipnosi è un'opzione da discutere con il tuo medico.

7. L'ipnosi è solo un'invenzione New Age?

Molte persone sono inizialmente scettiche nei confronti dell'ipnosi, ma di solito è perché non hanno una buona conoscenza di come l'ipnosi viene utilizzata per i trattamenti medici e psicologici. L'ipnosi non è una terapia New Age assurda. È una tecnica terapeutica legittima che è stata utilizzata con comprovato successo per trattare disturbi medici e psicologici in milioni di persone. Chiunque può essere trattato con l'ipnosi e nella maggior parte dei casi l'ipnosi è una forma di trattamento molto efficace per molti disturbi diversi. L'ipnosi ha una lunga storia di utilizzo per il trattamento delle malattie; non è una terapia nuova o non testata.

8. Quanti problemi posso curare contemporaneamente con l'ipnosi?

L'ipnosi non è una cura magica che elimina tutti i tuoi problemi in una volta sola. Dovrai affrontare i tuoi problemi medici e psicologici uno alla volta e nel corso di diversi trattamenti per vedere dei risultati. È possibile che i sintomi di un disturbo che imitano i sintomi di un altro disturbo possano scomparire con i sintomi dell'altro disturbo, ma in generale dovrai affrontare un problema alla volta quando utilizzi l'ipnosi come trattamento.

9. Devo vedere un ipnoterapeuta più di una volta?

Sì, avrai bisogno di più di una seduta con un ipnoterapeuta per risolvere il tuo problema. La maggior parte delle persone vede risultati apprezzabili già dopo poche sedute, quindi potresti non aver bisogno di un'ipnosi prolungata o di mesi di trattamento per eliminare il tuo problema, ma quasi sempre sarà necessaria più di una seduta per vedere qualsiasi tipo di risultato apprezzabile.

10. L'ipnosi è sicura?

L'ipnosi è perfettamente sicura. Hai sempre il controllo della situazione e non sei mai in stato di incoscienza. A differenza delle terapie farmacologiche, l'ipnosi non ha possibili effetti collaterali e nella maggior parte delle persone l'ipnosi funziona sempre, a differenza dei farmaci che possono funzionare o meno a seconda della chimica del corpo e del disturbo. L'ipnosi può trattare in modo sicuro gli aspetti fisici e mentali di problemi comuni come le dipendenze e può aiutarti a rompere la tua dipendenza fisica ed emotiva dalla fame, dal fumo, dal bere, dal dramma, dalla rabbia o da qualsiasi altra dipendenza distruttiva che potresti avere.

TIPI DI IPNOSI

In generale ci sono tre tecniche ipnotiche utilizzate dagli ipnoterapeuti. Alcune persone rispondono meglio a un particolare tipo di ipnosi, oppure un terapeuta potrebbe specializzarsi in un tipo di ipnosi. Se inizi a frequentare un ipnoterapeuta e non ottieni i risultati che volevi, può darsi che tu debba provare un trattamento con un terapeuta che pratica un tipo di ipnosi diverso per ottenere dei risultati. I tre tipi di ipnosi sono:

Ipnosi tradizionale

Nel metodo dell'ipnosi tradizionale il terapeuta ti mette in uno stato di profondo rilassamento e poi inserisce le suggestioni ipnotiche direttamente nella tua mente subconscia per ottenere i risultati che stai cercando di raggiungere. Questo è il tipo di ipnosi più semplice da eseguire per un terapeuta e non richiede una grande formazione, motivo per cui è così comunemente utilizzato. Se sei una persona molto analitica e logica, questo tipo di ipnosi potrebbe non funzionare bene come gli altri due tipi di ipnosi. Alcuni studi hanno dimostrato che l'ipnosi tradizionale è meno efficace sulle persone molto analitiche rispetto a quelle meno critiche.

Ipnosi Ericksoniana

In questo tipo di ipnosi, invece di inserire suggerimenti o comandi diretti nella tua mente subconscia mentre sei in uno stato di rilassamento, l'ipnoterapeuta utilizza delle metafore per ottenere il risultato desiderato. Il tuo cervello subconscio farà immediatamente il collegamento tra la metafora e il comportamento desiderato, ma la metafora stessa agirà da distrazione per il cervello cosciente. Così, mentre il cervello cosciente cerca di capire la metafora, il significato della metafora entra direttamente nel tuo subconscio.

L'ipnosi ericksoniana è particolarmente efficace su persone molto logiche o critiche e resistenti all'idea dell'ipnosi, perché di solito le persone che oppongono resistenza all'ipnosi tendono ad avere difficoltà a raggiungere uno stato di rilassamento abbastanza profondo per assorbire realmente le suggestioni ipnotiche che vengono fatte. L'ipnosi Ericksoniana taglia le obiezioni e lo scetticismo della mente conscia per raggiungere la mente subconscia dove può avere effetto.

Programmazione Neuro-Linguistica (PNL)

La PNL è il tipo più avanzato di ipnosi e deve essere eseguita solo da un ipnoterapeuta ben preparato. La PNL viene utilizzata per trattare problemi gravi o dipendenze gravi riprogrammando il cervello. Ad esempio, se la mattina prendi sempre una sigaretta insieme al caffè, la tua mente inizierà ad associare le due attività e ogni volta che prenderai una tazza di caffè vorrai fumare una sigaretta. Un terapeuta addestrato all'uso della PNL userà l'ipnosi per dissociare queste due attività in modo che tu possa bere una tazza di caffè senza pensare alla sigaretta.

Oppure, se vuoi perdere peso, un terapeuta addestrato in PNL può aiutarti a creare un'immagine di te stesso con il peso che desideri e può impiantare quell'immagine direttamente nel tuo subconscio. Poi il terapeuta userà le tecniche della PNL per capovolgere il copione nel tuo cervello in modo che ogni volta che penserai a quanto sei insoddisfatto del tuo aspetto, invece di vederti in sovrappeso, ti vedrai magro e bello come vorresti essere.

TRATTAMENTO CON IPNOSI PER LE CONDIZIONI FISICHE

Anche se i professionisti del settore medico non hanno mai negato l'esistenza dell'ipnosi, hanno iniziato ad abbracciare l'ipnosi come trattamento per le condizioni mediche solo negli ultimi decenni. L'ipnosi è stata utilizzata principalmente per trattare condizioni psicologiche fino al recente passato, quando la comunità medica ha iniziato a rendersi conto che l'uso dell'ipnosi per trattare condizioni fisiche, in determinate condizioni, era molto efficace. Negli studi clinici, l'ipnosi si è rivelata un potente trattamento per alcune condizioni molto difficili o pericolose da trattare con i farmaci, come il dolore cronico, la stanchezza cronica, le dipendenze e persino il dolore e l'ansia associati al parto.

A differenza dei tipi di trattamento più tradizionali, l'ipnosi non viene solitamente utilizzata come trattamento autonomo per le condizioni mediche. Viene invece utilizzata insieme ad altre terapie per potenziarne l'efficacia e per trattare qualsiasi disturbo psicologico che possa essere una causa sottostante al problema fisico. Più i medici occidentali iniziano ad accettare un'idea più olistica della medicina e a capire che il corpo e la mente sono collegati e che ciò che influisce sul corpo influisce anche sulla mente e viceversa, più l'ipnosi viene apprezzata come trattamento per le condizioni mediche più comuni.

Poiché non ci sono effetti collaterali associati all'ipnosi come trattamento medico, la maggior parte dei medici, anche quelli che non credono nel potere dell'ipnosi di guarire, non scoraggerebbero i loro pazienti dall'utilizzarla perché non c'è alcun rischio per loro nel provarla.

Ma sempre più studi clinici dimostrano che l'ipnosi funziona in quasi tutti i casi, su tutti i tipi di persone. I pazienti occidentali si rivolgono sempre di più alle terapie alternative per l'assistenza sanitaria perché non si fidano dei medici occidentali, non si fidano delle grandi case farmaceutiche e vogliono trattamenti che ritengono sicuri ed efficaci. L'ipnosi è il tipo di trattamento più sicuro per molte patologie perché non ha effetti collaterali.

L'ipnosi è anche un trattamento più sicuro rispetto a molte terapie farmacologiche perché non c'è il rischio di un'interazione negativa con i farmaci o di una reazione allergica all'ipnosi. Chiunque può essere ipnotizzato, indipendentemente dal suo stato di salute, dalle sue allergie o dai farmaci che sta assumendo. Se consideri solo alcuni dei modi in cui l'ipnosi è stata utilizzata per trattare le condizioni fisiche, potresti rimanere sorpreso da quante condizioni diverse possono essere trattate con l'ipnosi. L'ipnosi può:

- Eliminare le cause psicologiche della dipendenza e ridurre il desiderio fisico.

- Attenuare i sintomi dell'astinenza

- Eliminare il dolore del parto

- Gestire o eliminare i sintomi della depressione e dell'ansia

- Gestire il dolore senza l'uso di farmaci durante gli interventi medici o i trattamenti dentistici. È molto efficace per le persone che soffrono di odontofobia e che non vogliono sottoporsi alle cure dentistiche di routine.

- Trattare ed eliminare i sintomi della sindrome dell'intestino irritabile (IBS)

- Abbassare la pressione sanguigna

- Aiuta a gestire la nausea e il dolore associati ai trattamenti di chemioterapia

- Eliminare il dolore e la stanchezza dell'emicrania

- Eliminare i sintomi dell'asma e ridurre gli attacchi di asma

- Trattare con successo anche verruche, psoriasi e dermatite atopica

- Gestire i dolori articolari e muscolari associati a patologie croniche come la fibromialgia e l'artrite

- Eliminare i disturbi del sonno come l'insonnia e gestire i sintomi dei disturbi del sonno come l'apnea

- Aiutare a trattare l'obesità

- Aiutare a trattare i bambini con ADD e ADHD

- Eliminare gli effetti del forte stress e delle malattie legate allo stress sull'organismo

IPNOSI E SOLLIEVO DAL DOLORE

Milioni di persone soffrono di dolore cronico associato a patologie come la fibromialgia e l'artrite. Per le persone affette da disturbi cronici, l'uso di farmaci per trattare il dolore che provano è difficile perché possono sviluppare una tolleranza agli antidolorifici, il che potrebbe significare dover passare spesso a nuovi farmaci. Oppure, i farmaci che assumono per trattare il dolore possono provocare una serie di altri effetti collaterali che possono avere un impatto negativo sulla loro vita. Per alcune persone i farmaci antidolorifici non sono efficaci e finiscono per soffrire del dolore della loro condizione senza poterlo alleviare. L'ipnosi può eliminare tutti questi problemi.

Poiché l'ipnosi non ha effetti collaterali, è sicura al 100% per tutti, indipendentemente dalle condizioni mediche e dagli altri farmaci o integratori che si stanno assumendo. Poiché l'ipnosi modifica il modo in cui il corpo percepisce il dolore, anche le persone che non rispondono bene agli antidolorifici possono vedere una diminuzione del loro dolore quando lo trattano con l'ipnosi. Inoltre, poiché l'ipnosi tratta sia il corpo che la mente, funziona anche con i dolori che non rispondono ai farmaci, come quelli associati alla fibromialgia. Il dolore della fibromialgia è notoriamente difficile da trattare per i medici perché il dolore è costante e diffuso, o diffuso su tutto il corpo, quindi i normali farmaci per la gestione del dolore non lo fermano.

Quando l'ipnosi viene utilizzata come tecnica di gestione o eliminazione del dolore, l'ipnoterapeuta inserisce nella mente subconscia della persona una suggestione ipnotica che diminuisce o elimina la sensazione di dolore. Il dolore potrebbe essere ancora presente, ma il cervello non lo registrerà con la stessa intensità e quindi non farà così male. In questo modo la persona non penserà che non ci sia dolore e non si precipiterà a fare qualcosa che la ferisca, ma non soffrirà nemmeno costantemente.

L'ipnosi viene utilizzata anche per prevenire il dolore di procedure che medici e pazienti sanno essere dolorose. Se il paziente viene messo in uno stato di profonda ipnosi prima del trattamento, potrà affrontare il trattamento senza lo stress e l'ansia di sapere che il trattamento farà male. Questo renderà il trattamento più efficace e ridurrà il dolore. I pazienti vengono spesso messi in stato ipnotico prima del parto per ridurre il dolore delle contrazioni, soprattutto se l'epidurale non è una buona idea per la salute della madre.

Le persone che soffrono di dipendenze e non possono assumere farmaci antidolorifici ricorrono sempre più spesso all'ipnosi come metodo per affrontare il dolore per il quale non possono assumere farmaci. Poiché la dipendenza da farmaci da prescrizione diventa sempre più comune, molti ospedali assumono ipnoterapeuti da tenere a disposizione quando i pazienti devono sottoporsi a trattamenti dolorosi, in modo che, se il paziente desidera non assumere farmaci, non debba subire una procedura dolorosa senza alcun antidolorifico.

I pazienti che si sottopongono a chemioterapia, punture lombari o altri trattamenti estremamente dolorosi possono scegliere di essere messi in uno stato ipnotico prima della procedura, in modo che dopo l'intervento non soffrano così tanto per il dolore. Se devi sottoporti a un trattamento doloroso per una patologia che ti è già stata diagnosticata, chiedi al tuo medico di sottoporti prima a un po' di ipnoterapia per ridurre il dolore.

IPNODERMATOLOGIA

L'ipnodermatologia è la pratica che consiste nell'utilizzare l'ipnosi per trattare le condizioni della pelle. Ci sono molti problemi della pelle che hanno cause psicologiche o sono indotti dallo stress. Infatti, la maggior parte dei disturbi cutanei più comuni, come la psoriasi, l'acne e la rosacea, sono noti per essere scatenati dallo stress e da altri fattori, per cui una persona che ha un alto livello di stress ha una probabilità molto più alta di sviluppare disturbi cutanei di questo tipo rispetto a chi ha uno stile di vita più lento.

Le condizioni della pelle, più di altre malattie, sono il prodotto di fattori psicologici ed emotivi come lo stress, quindi ha senso che l'ipnosi sia un buon trattamento per alcuni tipi di condizioni della pelle. Più una persona che soffre di una patologia come la psoriasi riesce a ridurre il proprio livello di stress, più velocemente la psoriasi scomparirà. Poiché il trattamento delle condizioni della pelle con i farmaci può essere difficile e spesso può portare ad altre malattie come effetti collaterali, i dermatologi spesso raccomandano l'Ipnodermatologia ai pazienti che ritengono abbiano una condizione della pelle dovuta allo stress.

Alcuni studi condotti su disturbi cutanei comuni indicano che il 60% dei pazienti che si rivolgono a un medico per problemi cutanei in un determinato anno ha un qualche tipo di stress o problema psicologico di fondo che sta causando la condizione fisica della pelle. Questo è solo un altro esempio della connessione tra la salute della mente e quella del corpo.

Poiché l'ipnosi tratta sia il corpo che la mente attraverso un rilassamento profondo, è il trattamento perfetto per le condizioni della pelle in cui il paziente ha bisogno di eliminare la causa psicologica di fondo del disturbo e i sintomi fisici.

L'ipnosi è efficace anche per le condizioni della pelle che non hanno una causa fisica sottostante. Eruzioni cutanee, infezioni e altri problemi possono essere trattati con successo grazie a una combinazione di antibiotici e ipnosi. Il farmaco si occupa dell'eruzione cutanea o dell'infezione esistente, mentre l'ipnosi riduce il prurito e il dolore che la persona prova, in modo che il paziente non si gratti o diffonda l'infezione in altre parti del corpo. Poiché le eruzioni cutanee e le infezioni sono notoriamente facili da diffondere, soprattutto tra i membri della famiglia o da bambino a bambino, l'ipnosi è un ottimo strumento da utilizzare per ridurre i sintomi che possono portare il paziente a diffondere l'eruzione cutanea o l'infezione.

Anche le allergie cutanee sono facilmente trattabili con l'ipnosi. Sono stati condotti alcuni studi che dimostrano che i neonati e i bambini con allergie cutanee rispondono molto bene all'uso dell'ipnosi come trattamento per le allergie.

IPNOSI E DISTURBI DEL SONNO

I disturbi del sonno sono un problema serio per milioni di persone solo negli Stati Uniti. Studi medici hanno dimostrato che la mancanza di sonno può avere gravi conseguenze sulla salute. Obesità, malattie cardiache, degenerazione mentale e altri problemi possono essere attribuiti alla mancanza di sonno. Il sonno è il modo in cui l'organismo rinfresca il corpo e la mente, quindi quando non si dorme si hanno anche problemi psicologici ed emotivi. Irritabilità intensa, confusione, perdita di memoria e altri problemi possono derivare da lunghi periodi di sonno interrotto o insonnia.

I farmaci possono trattare efficacemente alcuni tipi di disturbi del sonno, ma c'è sempre il rischio di diventare dipendenti dai sonniferi da prescrizione se si assumono farmaci. Molti sonniferi da prescrizione hanno anche effetti collaterali strani e potenzialmente pericolosi, come pensieri suicidi, sonnambulismo, guida nel sonno e altre attività svolte nel sonno che potrebbero causare danni a te o a qualcun altro. L'ipnosi è un ottimo trattamento per i disturbi del sonno perché l'uso di un rilassamento profondo funziona come un trattamento per la causa di fondo dei problemi del sonno ma anche come una tregua dai sintomi.

Quando dormi il tuo corpo entra in uno stato di rilassamento profondo che non è diverso dall'ipnosi. Quindi, quando un medico ti mette in uno stato ipnotico per trattare la causa del tuo disturbo del sonno, il medico sta anche mettendo la tua mente e il tuo corpo nel tipo di stato di profondo rilassamento di cui il tuo corpo e la tua mente hanno bisogno per sentirsi riposati e funzionare in modo efficace. Otterrai un sollievo immediato dai sintomi del tuo disturbo del sonno perché uscirai dalle sedute di ipnosi ringiovanito e calmo e le sedute ipnotiche che sono state impiantate nel tuo subconscio lavoreranno anche per curare il problema di fondo che ti causa i problemi del sonno.

A volte ci sono condizioni fisiche che causano l'insonnia e che devono essere diagnosticate e trattate con metodi più tradizionali, ma anche se la causa del tuo problema di sonno è di natura medica, alcune sessioni di ipnosi possono dare al tuo corpo e alla tua mente la pausa rinfrescante di cui hanno bisogno anche se non riesci a dormire. Mentre il tuo medico si occupa di curare la causa fisica del tuo disturbo del sonno, puoi andare da un ipnoterapeuta un paio di volte alla settimana per alleviare l'irritabilità, la stanchezza e altri sintomi causati dalla mancanza cronica di sonno.

L'uso dell'ipnosi come trattamento primario o secondario per i comuni disturbi del sonno è diffuso in tutto il mondo e si è dimostrato efficace in centinaia di studi condotti per cercare di individuare le cause dei disturbi del sonno. L'ipnosi si è dimostrata un trattamento efficace anche per i bambini che soffrono di terrori notturni, perché lo stato di profondo rilassamento in cui si trovano calma il loro corpo e la loro mente tanto da farli dormire serenamente.

IPNOSI E PSICOTERAPIA

L'ipnosi è stata utilizzata per secoli per trattare condizioni psicologiche e fisiche con una componente psicologica. C'è sempre stata una certa controversia sull'uso dell'ipnoterapia per il trattamento di alcune patologie, a causa del rischio che nella mente del subconscio si creino falsi ricordi che possono sembrare perfettamente reali al paziente.

Alcuni praticanti di ipnosi respingono l'idea che un ipnoterapeuta possa usare l'ipnosi per impiantare falsi ricordi nella mente subconscia di qualcuno, ma nel 2001 è stato condotto uno studio scientifico che è stato in grado di impiantare falsi ricordi e di scatenare allucinazioni, perdita di memoria e compulsioni nei soggetti del test. Tuttavia, queste esperienze sono state fatte in un test strettamente controllato e altamente supervisionato, quindi è improbabile che quei risultati possano essere ricreati al di fuori di un contesto clinico. Lo studio ha dimostrato il potere dell'ipnosi sulla mente a medici scettici che dubitavano che l'ipnosi potesse davvero avere un effetto su qualcuno.

L'ipnoterapia può essere praticata da un medico esperto o da uno psicologo abilitato, ma può anche essere praticata da un professionista certificato che non ha alcuna formazione medica o psicologica, o ne ha una minima. Se stai pensando di rivolgerti a un ipnoterapeuta per aiutarti a guarire da problemi infantili o per utilizzare l'ipnosi per combattere un disturbo cronico, allora probabilmente dovresti cercare un ipnoterapeuta con un'ampia formazione medica o psicologica piuttosto che un professionista delle cure alternative. Una persona con una solida formazione medica o psicologica sarà in grado di rispondere meglio alle tue esigenze specifiche.

Ma se stai cercando l'ipnoterapia per smettere di fumare, per perdere peso, per sentirti più a tuo agio quando parli in pubblico o per ridurre il tuo livello di stress, allora un professionista della salute alternativa specializzato in ipnosi potrebbe essere adatto alle tue esigenze. Quando cerchi un ipnoterapeuta che ti aiuti a combattere una dipendenza da droghe o che ti aiuti a modificare il tuo comportamento, è una buona idea parlare sia con uno psicologo esperto in ipnoterapia che con un professionista della salute alternativa per capire quale sia il più adatto alle tue particolari circostanze.

L'ipnoterapeuta che sceglierai per aiutarti a combattere una dipendenza dovrebbe essere preparato per aiutarti a eliminare il motivo della dipendenza. A seconda di quale sia il motivo, potresti aver bisogno dell'aiuto di uno psicologo esperto per gestire le ricadute emotive che potrebbero verificarsi in seguito alla risoluzione di una vecchia ferita emotiva o al cambiamento di un modello di comportamento utilizzato fin dall'infanzia.

CONDIZIONI PSICOLOGICHE CHE VENGONO COMUNEMENTE TRATTATE CON L'IPNOSI

La medicina orientale riconosce da tempo la connessione tra corpo e mente. Il sistema sanitario ayurvedico indiano, vecchio di secoli, si basa sul principio che tutto ciò che non va fisicamente nel corpo ha una causa mentale o emotiva e che per curare il sintomo fisico bisogna prima curare la causa emotiva o psicologica.

Potresti rimanere sorpreso dal fatto che molti disturbi che di solito vengono trattati con la terapia farmacologica possono essere trattati con successo anche con l'ipnosi. Se tu o qualcuno che conosci soffre di uno di questi disturbi ma non ha risposto bene alla terapia farmacologica o è riluttante a provare la terapia farmacologica per paura degli effetti collaterali o della dipendenza, l'ipnosi è una buona opzione per il trattamento di questi disturbi:

- Dipendenze

- Obesità

- Fobie

- Ansia

- Depressione

- DISTURBO OSSESSIVO COMPULSIVO

- ADD/ADHD

- Insonnia

- Stress

- Problemi di rabbia

- Problemi infantili

- Disfunzioni sessuali

- Disturbi alimentari

- Compulsioni

IPNOSI PER SMETTERE DI FUMARE

Milioni di persone cercano di smettere di fumare ogni anno e solo circa il 30-50% di loro riesce a smettere. Gli studi hanno dimostrato che il tentativo di smettere di fumare "a freddo" di solito fallisce, ma le persone sono ancora spesso riluttanti a provare i farmaci per smettere di fumare su prescrizione. Le gomme alla nicotina e i cerotti per smettere di fumare presenti sul mercato possono essere molto efficaci, ma sono anche molto costosi e molte persone finiscono per tornare a fumare perché è più economico che continuare a prendere le gomme alla nicotina o i cerotti per smettere di fumare. Quindi, se in passato hai lottato contro la dipendenza da nicotina o conosci qualcuno che lo ha fatto, dovresti pensare di provare l'ipnosi per smettere di fumare.

Gli studi condotti hanno dimostrato che, in generale, le persone che hanno utilizzato l'ipnosi per smettere di fumare hanno percentuali di successo uguali o superiori a quelle delle persone che utilizzano gomme alla nicotina o cerotti per smettere di fumare. Il motivo per cui l'ipnosi per smettere di fumare è così efficace è che l'ipnosi tratta sia il bisogno psicologico che quello fisico di sigarette, per cui non si finisce per avere terribili voglie di nicotina, come invece accadrebbe se si usassero gomme alla nicotina o cerotti per smettere di fumare.

La maggior parte delle dipendenze, tra cui il fumo, hanno componenti sia psicologiche che fisiche. Quando sei dipendente dalla nicotina, il tuo corpo ha un desiderio fisico di nicotina, ma mentalmente associ la nicotina al sollievo dallo stress, al comfort e a comportamenti quotidiani come prendere una tazza di caffè o salire in macchina. Il fumo è tanto un'abitudine quanto una dipendenza e rompere l'abitudine di fumare una sigaretta, così come rompere il desiderio fisico di nicotina, è ciò che rende così difficile smettere di fumare.

L'ipnosi, a differenza di qualsiasi altro tipo di trattamento, è in grado di trattare contemporaneamente tutte le cause della tua voglia di sigarette. Facendoti entrare in uno stato ipnotico profondo e utilizzando suggestioni ipnotiche, un ipnoterapeuta esperto può liberarti dalle associazioni che hai con le sigarette, in modo che tu possa prendere un caffè o accendere la macchina senza pensare al fumo.

Un ipnoterapeuta può, nella stessa seduta, eliminare la causa che ti spinge a fumare, come lo stress, il desiderio di essere magro o anche solo l'abitudine di fumare. Inoltre, un ipnoterapeuta può dare al tuo corpo un'indicazione diversa, in modo che invece di desiderare le sigarette desideri l'acqua o qualcos'altro che sia effettivamente salutare per te. Alcuni ipnoterapeuti sono in grado di eliminare del tutto il desiderio, tanto che in una sola seduta di ipnoterapia potresti non avere alcun desiderio fisico o mentale di fumare.

Inoltre, dal momento che stai eliminando la tua dipendenza fisica e psicologica dalle sigarette, non sentirai il bisogno di sostituirle con il cibo, quindi ci sono buone probabilità che tu riesca a smettere di fumare in modo permanente e che non prenda dieci o venti chili perché mangi invece di fumare.

IPNOSI PER LA PERDITA DI PESO

Alcuni studi condotti negli Stati Uniti hanno rilevato che in qualsiasi momento quasi 2 donne su 4 sono a dieta e il numero di uomini che seguono la loro dieta è quasi uguale. Le persone lottano per perdere peso, ma poi riprendono quello che sono riuscite a perdere o lo abbandonano del tutto. L'industria delle diete è un'industria da miliardi di dollari all'anno che promuove cibi, bevande, polveri, pillole e altri prodotti per la perdita di peso. Anche se la maggior parte delle persone sa che questi prodotti non funzionano e non le aiuteranno a perdere peso, li acquistano comunque, per poi tornare ai loro modelli di alimentazione malsana quando falliscono ancora una volta nel perdere peso.

L'ipnosi è una buona opzione se vuoi perdere peso e mantenerlo, perché l'ipnosi si occupa della causa del tuo desiderio di mangiare troppo, oltre che delle tue voglie fisiche. Molte persone mangiano troppo quando sono emotive o turbate, oppure mangiano per cercare di riempire un vuoto psicologico o emotivo che sentono. Altre persone mangiano troppo perché sono state educate a modelli alimentari malsani dai loro modelli e ora non riescono a spezzare questo circolo vizioso. Ci sono molti motivi diversi per cui le persone mangiano troppo o non riescono a perdere peso, ma c'è un solo trattamento che funziona per ogni tipo di problema di peso: l'ipnosi.

Ciò che accade nel tuo cervello per farti mangiare troppo è simile a ciò che accade nel cervello di un tossicodipendente quando assume droghe o alcol. Il cibo che mangi riempie temporaneamente qualsiasi vuoto che hai nella tua vita e ti porta piacere e conforto, quindi mangi di più per avere quella sensazione il più spesso possibile. Ma l'ipnosi può dissociare queste sensazioni dal cibo, in modo che tu non senta alcun attaccamento emotivo al cibo. Quando vedrai il cibo solo come carburante per il tuo corpo, ti sarà più facile mangiare cibi nutrienti, in quantità adeguate, invece di mangiare in eccesso e di mangiare cibi che desideri emotivamente e non fisicamente.

È possibile che le persone diventino dipendenti dal cibo. Quando ciò accade, l'ipnosi può essere utilizzata per trattare questa dipendenza nello stesso modo in cui viene utilizzata per trattare altre dipendenze, eliminando il bisogno psicologico della dipendenza e riprogrammando il cervello affinché funzioni senza il bisogno di quella particolare sostanza. Per le persone può essere più difficile interrompere una dipendenza dal cibo rispetto a una dipendenza da altre sostanze, come l'alcol, tuttavia perché il cibo è necessario per sopravvivere.

Dato che la maggior parte delle persone ingrassa a causa di abitudini alimentari autodistruttive, che si acquisiscono da diverse fonti, è stato dimostrato che l'ipnosi è uno dei metodi più efficaci per aiutare le persone a perdere peso e a mantenerlo. L'ipnosi cambia la dinamica con cui si vive e rende più facile interrompere il ciclo autodistruttivo, il che rende molto più facile avere un rapporto sano con il cibo e mantenere un peso corretto per il proprio corpo.

IPNOSI PER I DISTURBI ALIMENTARI

Anche se può sembrare che i disturbi alimentari e la perdita di peso siano agli antipodi quando si parla di condizioni psicologiche, in realtà sono solo sintomi diversi dello stesso problema di fondo. Le persone che sviluppano disturbi alimentari come l'anoressia e la bulimia di solito cercano di esercitare un certo controllo sul proprio corpo perché sentono di non avere alcun controllo sulla propria vita. Le persone che mangiano troppo possono soffrire della stessa sensazione di essere fuori controllo o degli stessi sentimenti di ansia, disperazione e perdita di cui soffrono le persone che sviluppano disturbi alimentari, solo che scelgono un modo diverso per esprimerli. Invece di non mangiare affatto o di vomitare dopo aver mangiato, mangiano troppo.

Non capita spesso in medicina o in terapia che lo stesso trattamento possa essere utilizzato per condizioni che sembrano l'una l'opposto dell'altra, ma in questo caso l'ipnosi può essere utilizzata con successo per trattare entrambe le condizioni. Infatti, l'ipnosi è uno dei pochi trattamenti che hanno dimostrato di poter trattare con successo i disturbi alimentari. In uno studio, oltre il 70% delle persone affette da bulimia trattate con l'ipnosi PNL ha recuperato completamente senza ricadute dopo un anno. La ricaduta è un pericolo costante per le persone che soffrono di disturbi alimentari e non utilizzano l'ipnosi come trattamento, perché c'è sempre la possibilità che, non appena la persona si sente stressata o ansiosa o sente che sta perdendo il controllo della propria vita, torni a mettere in atto il proprio comportamento distruttivo nel tentativo di sentire di avere più potere nella propria vita.

Perché l'ipnosi è un trattamento così efficace per i disturbi alimentari? Gli psicologi sostengono che probabilmente è perché oltre il 90% delle persone che si rivolgono a un trattamento per i disturbi alimentari riferiscono di dissociare, o di "separarsi", durante i loro schemi anoressici o bulimici. La dissociazione è una "chiusura" della mente cosciente quando la persona opera esclusivamente in base alle direttive della mente subconscia. A volte un episodio che ricorda un trauma infantile o il ricordo di un evento traumatico è sufficiente a far dissociare la persona. Poiché le suggestioni ipnotiche modificano i pensieri che si verificano nella mente subconscia, è possibile cambiare i comportamenti che si innescano durante un episodio dissociativo.

Ad esempio, se un paziente affetto da bulimia si dissocia ogni volta che mangia qualcosa e poi vomita su suggerimento della mente subconscia, l'uso di una suggestione ipnotica può sostituire la costrizione a vomitare in modo che la persona non provi quel senso di panico o di disagio o la costrizione a vomitare dopo aver mangiato. Sbarazzarsi della compulsione subconscia per il comportamento, sostituendo al contempo i modelli comportamentali negativi che la persona ha, è davvero il modo ideale per trattare un disturbo mentale come quello alimentare.

IPNOSI PER L'EMICRANIA

Se soffri di emicrania, sai già che il dolore di un'emicrania va ben oltre quello di un normale mal di testa. Le persone che soffrono di emicrania sperimentano una serie di sintomi tra cui un'estrema sensibilità alla luce, nausea, vomito, sensibilità ai suoni e, naturalmente, un dolore estremo in diverse aree della testa o dietro gli occhi. L'emicrania può manifestarsi rapidamente e può essere estremamente difficile da trattare. Alcune persone soffrono di emicranie così debilitanti da non riuscire a lavorare o a svolgere le normali attività. Esistono trattamenti farmacologici per l'emicrania che sembrano aiutare il dolore. Di solito si tratta di una combinazione di caffeina e di un antidolorifico ad alto dosaggio. Ma uno dei migliori trattamenti per l'emicrania è l'ipnosi.

L'ipnosi funziona così bene come trattamento dell'emicrania perché interrompe il circolo vizioso del dolore che il tuo corpo attraversa durante l'emicrania. Quando ti viene un'emicrania, il tuo corpo inizia a tendersi. Più senti dolore, più ti tendi. I muscoli si tendono, le mascelle si serrano e tutto il corpo diventa rigido. Il sangue e l'adrenalina iniziano a scorrere nelle vene. Quando il sistema endocrino si attiva e inonda il tuo corpo di ormoni, il dolore aumenta. E più senti dolore, più diventi teso e stressato. Il che porta ad altri dolori. Un circolo senza fine.

L'ipnosi spezza questo circolo portandoti in uno stato di profondo rilassamento. Il tuo dolore diminuirà, non aumenterà, perché più ti rilasserai e più il tuo livello di stress si abbasserà. Quando il livello di stress è basso, il tuo corpo è in grado di gestire meglio il dolore. Potresti provare ancora dolore, ma non sarà così acuto o insopportabile come se fossi teso e stressato. I tuoi muscoli non si tenderanno, le tue mascelle non si serreranno e il tuo corpo non sarà inondato di adrenalina e di altri ormoni che aumentano l'intensità dell'emicrania.

Per molte persone che soffrono di emicrania, l'ipnosi è un'ottima alternativa ai farmaci perché utilizzano l'autoipnosi per scongiurare l'emicrania prima che inizi. Non appena avvertono i sintomi dell'emicrania, una rapida sessione di autoipnosi può eliminare il problema prima che si trasformi in una vera e propria emicrania debilitante. Poiché i farmaci utilizzati per trattare l'emicrania sono solitamente una combinazione di sedativi e antidolorifici, possono avere effetti collaterali pericolosi o spiacevoli, ma l'ipnosi non ha effetti collaterali. Inoltre, l'autoipnosi è gratuita, il che è la cosa migliore di tutte.

Per praticare l'autoipnosi dovrai imparare alcune tecniche di base e imparare a rilassarti. Più avanti nel libro analizzeremo più a fondo l'autoipnosi e come puoi usarla per gestire lo stress e affrontare problemi medici come l'emicrania in modo rapido e indolore.

IPNOSI PER L'ANSIA

L'ansia può andare dalla semplice paura del palcoscenico a un vero e proprio attacco di panico. Tutti si sentono ansiosi in un momento o nell'altro, ma per alcune persone ci sono certe attività o certi luoghi che causano un'ansia così feroce che la persona non può nemmeno funzionare. Le fobie sono un'espressione dell'ansia. Gli attacchi di panico sono un'altra. Gli psicologi stimano che solo negli Stati Uniti 10 milioni di persone soffrano di ansia al punto da compromettere la loro capacità di vivere normalmente. Le persone che soffrono di ansia possono non essere in grado di mantenere un lavoro, uscire in pubblico, fare shopping, guidare o svolgere altre attività quotidiane che fanno parte di una normale vita sana.

I disturbi d'ansia possono causare gravi problemi fisici. Lo stress è responsabile di malattie cardiache, pressione alta, ictus, dolori muscolari, fibromialgia e altre condizioni che a volte possono essere pericolose per la vita. Quando il corpo è sottoposto a un forte stress o a un attacco di panico, il sistema endocrino va in tilt e innesca una risposta di "fuga o lotta" che di solito è riservata a situazioni in cui la persona è in pericolo di vita. Ma quando una persona ha un attacco di panico o è terrorizzata al punto da non riuscire a funzionare, anche se non è in pericolo di vita, crede di esserlo e il corpo risponde di conseguenza.

I disturbi d'ansia non sono una novità. Alle persone, di solito donne, vengono diagnosticati disturbi d'ansia da secoli. In passato si diceva che le donne con una forte ansia soffrissero di "isteria" e si prescriveva loro una serie di mediazioni diverse, tra cui l'alcol, come cura per la loro "isteria". In quasi tutti i casi di ansia, gli psicologi sono in grado di individuare un evento o un periodo particolare della vita di una persona che ha causato un trauma tale da indurla a sviluppare una forte ansia se esposta a qualsiasi cosa le ricordi quell'incidente o quel periodo.

Esistono farmaci che possono gestire i sintomi dell'ansia e aiutare le persone a funzionare, ma la terapia farmacologica da sola raramente è efficace nel trattamento dell'ansia. L'ipnosi è ampiamente riconosciuta come il miglior trattamento per l'ansia perché riprogramma il comportamento della persona e cambia le associazioni che ha a livello subconscio. Cambiare queste risposte subconsce è l'unico modo per liberarsi veramente del panico e dell'ansia che la persona prova.

Un ipnoterapeuta qualificato è in grado di portare una persona che soffre di grave ansia in uno stato di profondo rilassamento e di modificare gli stimoli subconsci che la persona sperimenta. Eliminando il terrore e i modelli di comportamento malsani appresi da bambino, l'ipnoterapeuta elimina efficacemente la causa scatenante dell'ansia. In seguito, l'ipnoterapeuta può inserire nuove suggestioni ipnotiche nel subconscio della persona in modo che, ad esempio, invece di farsi prendere dal panico in mezzo alla folla, si senta felice, rilassata ed entusiasta di stare in mezzo alla gente.

IPNOSI PER LE MALATTIE LEGATE ALLO STRESS

L'eccessivo stress quotidiano è un problema per molte persone che hanno una vita troppo frenetica. Lo stress dovuto al pendolarismo, al lavoro, alla famiglia, ai figli e ad altri obblighi spesso si accumula fino al collasso o allo sviluppo di gravi problemi di salute come malattie cardiache o pressione alta. Lo stress può anche causare lo sviluppo di altri problemi come ansia, depressione, disturbi del sonno, fibromialgia e altre patologie croniche. Purtroppo per la maggior parte delle persone non è possibile eliminare le cause dello stress quotidiano, quindi l'unica opzione rimasta è quella di cercare di trattare lo stress.

La terapia farmacologica di solito non è efficace per le condizioni legate allo stress. La migliore cura per lo stress è il rilassamento, come la meditazione. Ma la maggior parte delle persone non ha o non può avere il tempo di meditare regolarmente. La terapia di ipnosi può essere un trattamento efficace per le persone che hanno bisogno di un sollievo dallo stress acuto perché porta il corpo in uno stato di rilassamento tale che i danni dello stress iniziano a svanire. A differenza di molte altre condizioni, gli effetti delle malattie legate allo stress sul corpo sono reversibili con una terapia di rilassamento come l'ipnosi.

Non è sempre necessario andare da un ipnoterapeuta se vuoi usare l'ipnoterapia per combattere lo stress e le malattie ad esso correlate. L'autoipnosi può essere efficace quanto le sedute con un ipnoterapeuta esperto, una volta conosciute le tecniche, e puoi praticare l'autoipnosi ogni volta che sei stressato per aiutarti a calmarti. L'autoipnosi non è un'opzione per trattare tutte le condizioni che possono essere trattate con l'ipnosi, perché nei casi in cui stai cercando di cambiare il tuo comportamento o il modo in cui rispondi a determinati stimoli è necessario che sia un ipnoterapeuta esperto a fornire le suggestioni ipnotiche.

Se invece utilizzi l'ipnosi principalmente come metodo di rilassamento profondo per aiutarti a combattere gli effetti dello stress quotidiano, l'autoipnosi è un metodo di trattamento molto più semplice ed economico. Pensa all'autoipnosi come a un tipo di meditazione molto intensa. Una sessione di autoipnosi ti darà gli stessi benefici di una sessione di meditazione molto profonda.

Puoi praticare l'autoipnosi per affrontare lo stress ovunque, quindi anche se sei al lavoro o in treno e stai vivendo una giornata particolarmente stressante puoi utilizzare un copione di autoipnosi che hai registrato e programmato su un lettore mp3 oppure puoi ascoltare una cassetta di ipnosi per metterti in uno stato di profondo rilassamento.

Se inizi a usare regolarmente l'autoipnosi per liberarti dallo stress, noterai che i cambiamenti fisici positivi inizieranno quasi subito. Inizierai a dormire meglio e più a lungo, la pressione sanguigna si abbasserà e noterai che i muscoli e le articolazioni non ti fanno più male.

IPNOSI PER LA DEPRESSIONE

La depressione è una delle patologie più difficili da trattare per i medici. Esiste una chiara connessione mente/corpo quando si parla di depressione e senza trattare le cause mentali e fisiche della depressione è quasi impossibile alleviarne i sintomi. Ogni anno milioni di persone sono colpite in qualche misura dalla depressione. Alcune persone soffrono di una depressione così profonda da non riuscire a vivere nel mondo e la terapia farmacologica non sembra essere d'aiuto.

Ci sono state molte controversie riguardo ai farmaci utilizzati per il trattamento della depressione e di conseguenza molte persone esitano ad assumere farmaci prescritti per la depressione a causa dei possibili effetti collaterali. Due dei farmaci più spesso prescritti per la depressione riportano tra gli effetti collaterali pensieri suicidi e depressione. Se la depressione è un effetto collaterale di un farmaco prescritto per il trattamento della depressione, non c'è da stupirsi che le persone cerchino altrove trattamenti per la depressione che non abbiano effetti collaterali così gravi.

L'ipnosi è sempre più utilizzata come trattamento per la depressione. Anche se non esiste una cura miracolosa, l'ipnosi è quanto di più vicino a una cura per la depressione sia stato fatto dalla comunità medica. L'ipnosi, eliminando gli aspetti psicologici della depressione, può cancellare la depressione per alcuni pazienti in appena due o tre sedute di ipnositerapia. L'ipnoterapia per la depressione deve essere praticata solo da un terapeuta esperto che abbia molta esperienza. Un terapeuta che non è esperto nel trattamento della depressione con l'ipnoterapia potrebbe finire per fare più male che bene, e il trattamento di auto-ipnosi per la depressione non è una buona idea.

Puoi usare l'autoipnosi per aiutarti a gestire i sintomi della depressione. Lo stress e la tensione sono caratteristiche della depressione e l'autoipnosi può essere un buon modo per combattere questi sintomi. Ma per sradicare davvero la causa della depressione è necessario l'aiuto di un ipnoterapeuta esperto che conosca esattamente il tipo di suggestioni ipnotiche giuste da impiantare nel tuo subconscio durante la terapia per eliminare la depressione.

Se tu o qualcuno che ami soffre di depressione e la terapia farmacologica non sembra funzionare, o se sei riluttante a provare la terapia farmacologica a causa dei possibili effetti collaterali, vale la pena di trovare un ipnoterapeuta esperto nella tua zona con cui incontrarti. Gli studi clinici hanno dimostrato più volte che l'ipnoterapia è un trattamento efficace per la depressione. Poiché è sicura e non ha effetti collaterali, non hai nulla da perdere se la provi.

Puoi chiedere al tuo medico di consigliarti un ipnoterapeuta qualificato nella tua zona oppure puoi andare online e cercare un elenco di medici alternativi. Puoi anche chiedere raccomandazioni a parenti e amici. Assicurati di cercare un ipnoterapeuta che abbia una formazione in psicologia o medicina e che abbia solo un certificato che attesti che può praticare l'ipnosi.

Alcuni esperti medici esprimono un po' di preoccupazione riguardo all'uso dell'ipnosi come trattamento per la depressione a causa della possibilità che, se l'ipnoterapeuta non è ben addestrato, le suggestioni ipnotiche utilizzate possano finire per essere più dannose e aumentare la depressione.

A causa di questo piccolo rischio, dovresti chiedere aiuto per la depressione solo a un ipnoterapeuta con un background psicologico e una formazione nell'uso dell'ipnosi clinica. Chi è certificato per l'uso dell'ipnosi per trattare le dipendenze o per aiutare a perdere peso non è probabilmente il tipo di terapeuta migliore a cui rivolgersi se hai bisogno di aiuto per una depressione grave. L'ipnosi può essere un trattamento molto efficace per la depressione ma, come ogni altro trattamento, deve essere eseguito da una persona preparata per farlo nel modo più efficace possibile.

ANDARE DA UN IPNOTERAPEUTA VS. AUTO-IPNOTERAPIA. AUTOIPNOSI

La decisione di rivolgersi a un ipnoterapeuta o di utilizzare l'autoipnosi può essere difficile a seconda della patologia che si intende trattare con l'ipnosi. Per alcune condizioni, come le malattie legate allo stress, l'autoipnosi può essere efficace quanto l'andare da un ipnoterapeuta e può farti risparmiare molto denaro, dato che i trattamenti di ipnosi non sono solitamente coperti dall'assicurazione. Tuttavia, alcune condizioni, soprattutto quelle con una grave causa psicologica, richiedono l'esperienza di uno psicologo esperto che conosca anche l'ipnosi.

Per poter prendere la decisione migliore sul tipo di trattamento più adatto a te, è importante che tu sia onesto sulle tue capacità di autoipnosi. Se stai imparando l'autoipnosi o se non l'hai mai praticata prima d'ora, probabilmente dovresti rivolgerti a un ipnoterapeuta esperto per almeno un paio di sedute, solo per vedere come reagisci all'ipnosi. Se ritieni che i trattamenti di ipnosi siano efficaci, allora puoi iniziare a imparare a usare l'autoipnosi. Milioni di persone utilizzano con successo l'autoipnosi ogni giorno per affrontare ansie, fobie, voglie e altri problemi.

Alcuni ipnotisti New Age ritengono che in realtà tutta l'ipnosi sia auto-ipnosi, poiché anche le suggestioni dell'ipnotista non saranno efficaci se la tua mente non è rilassata e ricettiva. Esiste un'intera setta di ipnotisti che crede che il lavoro dell'ipnoterapeuta sia solo quello di assisterti mentre ti ipnotizzi e guarisci da solo. Se sei molto aperto all'ipnosi e riesci a metterti in uno stato di maggiore consapevolezza e concentrazione mentre il tuo corpo e la tua mente sono totalmente rilassati, allora potresti ottenere ottimi risultati con l'autoipnosi. Ma dovresti comunque rivolgerti a un ipnoterapeuta almeno una volta, in modo da sapere come reagisci a una sessione di ipnosi condotta da un professionista.

Il principio alla base dell'ipnosi è che il paziente vuole cambiare. Se non vuoi cambiare il comportamento o la condizione per cui stai cercando l'ipnosi, allora non importa se ti stai rivolgendo a un ipnoterapeuta con una vasta esperienza in psicologia, a un professionista New Age certificato per il trattamento delle dipendenze e di altri problemi correlati con l'ipnosi o se ti stai auto-ipnotizzando per cercare di cambiare i tuoi schemi comportamentali. Il successo o l'insuccesso del trattamento di ipnosi sta tutto nel fatto che tu voglia davvero, nel profondo, cambiare.

Se vuoi davvero cambiare il tuo comportamento o aiutare il tuo corpo a combattere una condizione medica, allora vedrai un certo tipo di successo con l'ipnosi. Il grado di successo dipende esclusivamente da te. Anche se scegli di rivolgerti regolarmente a un ipnoterapeuta esperto, dovresti prendere in considerazione la possibilità di utilizzare l'autoipnosi come trattamento a casa per aumentare il tuo successo e continuare a progredire nella tua guarigione.

DIECI DOMANDE DA PORRE A UN IPNOTERAPEUTA

Trovare l'ipnoterapeuta giusto con cui lavorare è come trovare qualsiasi altro professionista medico. Se puoi, fatti consigliare, ma alla fine dovrai fissare un appuntamento per parlare con quella persona, scoprire come lavora e decidere se ti senti abbastanza a tuo agio da farti curare da quella persona. Un ipnoterapeuta qualificato sarà felice di sedersi e rispondere alle tue domande, ma dovresti sempre prenotare un appuntamento in modo da essere sicuro di avere la piena attenzione dell'ipnoterapeuta.

L'appuntamento non deve essere necessariamente lungo, ma deve essere abbastanza lungo da permetterti di farti un'idea della personalità di questa persona e di fare tutte le domande che desideri. Assicurati di portare con te un blocco e una penna e questo elenco di domande. Queste domande ti aiuteranno a trovare un ipnoterapeuta qualificato e adatto alla tua personalità e alle tue particolari esigenze mediche.

1. Da quanto tempo esercita la professione?
L'esperienza non è sempre sinonimo di saggezza, ma se stai cercando un trattamento per una patologia grave è bene scegliere un ipnoterapeuta che ne abbia molta. Anche se qualcuno che ha appena ottenuto la certificazione potrebbe fare un ottimo lavoro se stai cercando di smettere di fumare, se stai cercando di cambiare la tua programmazione subconscia per guarire da un trauma infantile o se vuoi usare l'ipnosi per aiutarti a gestire il dolore del cancro o abbassare la

pressione sanguigna, allora dovresti scegliere un ipnoterapeuta che sia nel settore da un po' di tempo e che abbia una certa esperienza nel campo.

La maggior parte degli esperti medici che sostengono l'uso dell'ipnosi come strumento terapeutico affermano che se vuoi sottoporti a un trattamento che non sia di rilassamento, di riduzione dello stress o di aiuto per piccole aggiunte, dovresti cercare un ipnoterapeuta che abbia almeno tre anni di esperienza. Da tre a cinque anni è meglio, e più di cinque è meglio, ma maggiore è l'esperienza di un ipnoterapeuta e più alto sarà il suo onorario. Quindi, se il prezzo è un problema, potresti dover sacrificare un po' di esperienza per mantenere il trattamento accessibile.

2. Dove hai studiato/ottenuto la certificazione e quanti CEU completi ogni anno?

Non tutti gli ipnoterapeuti hanno una laurea in medicina o in psicologia conseguita in un'università di quattro anni. Alcuni hanno solo certificazioni per l'esecuzione dell'ipnosi e per la consulenza, mentre altri hanno una formazione di livello universitario in psicoterapia o in campi correlati. Devi decidere tu stesso quale livello di istruzione vuoi che abbia il tuo ipnoterapeuta. Tieni presente che pagherai per l'istruzione proprio come pagheresti per l'esperienza. Ricorda anche che alcuni ipnoterapeuti con un background in psicoterapia o counseling saranno in grado di aiutarti meglio con problemi di serie, come i disturbi alimentari.

Se vuoi lavorare con un ipnoterapeuta che ha solo una certificazione e non ha una laurea in un campo correlato, fai domande dettagliate sulla formazione che ha dovuto seguire per ottenere la certificazione e dove si è svolta. Un ipnoterapeuta dovrebbe completare almeno una parte della sua formazione di persona e in un ambiente clinico o in un campus.

Gli ipnoterapeuti che hanno seguito solo corsi online potrebbero non essere qualificati per affrontare i problemi medici che hai, quindi diffida di terapeuti che hanno seguito solo corsi online per ottenere i loro certificati. Assicurati di annotare il nome della scuola che hanno frequentato, sia di persona che online, in modo da poterlo consultare a casa in un secondo momento e scoprire quanto sia affidabile.

Le CEU, o unità di formazione continua, sono un'altra parte importante della formazione di un ipnoterapeuta. Come in qualsiasi altro campo medico o specialistico, un ipnoterapeuta dovrebbe frequentare corsi di formazione continua ogni anno per rimanere aggiornato sulle nuove pratiche nel campo dell'ipnoterapia, sui nuovi aggiornamenti e sviluppi e sulle nuove tecniche.

Puoi decidere tu stesso quanti CEU ritieni che un terapeuta debba frequentare ogni anno per rimanere al passo con le novità del settore, ma come linea guida generale considera che la maggior parte degli ospedali e altri datori di lavoro che hanno ipnoterapeuti nel proprio staff di solito richiedono che questi ottengano almeno 30 CEU all'anno. La National Guild of Hypnotists, un'importante organizzazione che rilascia certificati per ipnotisti, richiede che gli ipnoterapeuti completino 15 CEU o più all'anno.

3. Che esperienza ha nel lavorare con i problemi di _____?

Trovare un ipnoterapeuta con molta esperienza generale non sarà sufficiente per offrirti il miglior trattamento possibile. Devi trovare un ipnoterapeuta che abbia molta esperienza nel lavorare con il tuo problema specifico o con la tua condizione medica. Chiedi all'ipnoterapeuta informazioni dettagliate sulle sue esperienze nel trattamento di qualsiasi condizione per cui stai cercando un trattamento. Chiedi le storie di successo e, se ci sono, anche quelle di insuccesso. Scoprire perché il trattamento non ha funzionato su alcuni pazienti potrebbe darti un indizio sul fatto che il terapeuta sia o meno qualificato per lavorare su pazienti con la tua particolare condizione o che hanno la tua particolare esigenza.

A volte non è facile parlare dei problemi che hai, soprattutto se sono legati a un trauma infantile e soprattutto a un estraneo. Ma tutto ciò che dirai all'ipnoterapeuta è confidenziale e aiuterà sia te che l'ipnoterapeuta a decidere se è la persona giusta per trattarti. Non devi entrare nei dettagli del tuo problema o dei tuoi problemi, basta che tu gli dica quanto basta per far capire il punto e per sapere che esperienza hanno le persone che hanno questi problemi.

4. Qual è il tuo processo?

Il terapeuta probabilmente si aspetta di rispondere a domande sulla sua formazione ed esperienza, ma potrebbe non aspettarsi questa. Chiedi al terapeuta di descrivere esattamente come si svolge una seduta e come può rispondere alle tue esigenze. Molti terapeuti faranno domande successive a questa, come ad esempio chiederti quali sono i tuoi obiettivi specifici per il trattamento. Se il terapeuta non fa alcuna domanda di approfondimento dopo che gli hai posto questa domanda, è un segnale di allarme che indica che il terapeuta potrebbe non essere abbastanza esperto per trattare il tuo problema.

Una domanda di carattere generale come questa ti dà la possibilità di valutare quanto il terapeuta sia in grado di prendere in mano le redini della situazione e di dirigere i progressi del tuo trattamento. Se il terapeuta sembra agitato o non sa come rispondere alla domanda, si può presumere che se la tua terapia non è in linea con i pazienti che ha trattato in passato, il terapeuta potrebbe non sapere cosa fare.

Una domanda impegnativa come questa è un ottimo modo per lanciare una palla curva al terapeuta e vedere come gestisce l'imprevisto. Perché, come sai, quando sei in cura per una qualsiasi condizione che ha una componente psicologica, in qualsiasi momento potrebbe arrivare una palla curva, quindi devi sapere se il tuo terapeuta è in grado di gestire senza problemi l'imprevisto.

5. Di quante sedute avrò bisogno?

Non insospettirti se il terapeuta ti dice che potrebbe bastarti una sola seduta, perché è molto probabile che l'ipnosi possa curare alcune patologie o dipendenze lievi in una sola seduta. Ma se il terapeuta ti dice che sicuramente sarà sufficiente una sola seduta, questo dovrebbe essere un campanello d'allarme per te. Nessun terapeuta può dire con certezza di quante sedute avrai bisogno senza aver prima discusso a fondo con te di ciò che vuoi ottenere e aver diagnosticato l'entità del problema. Un buon terapeuta dovrebbe essere in grado di darti una stima del numero di sedute necessarie per vedere dei risultati o per guarire, ma diffida di qualsiasi terapeuta che ti dica di poterti curare in un numero esatto di sedute.

È importante che tu capisca che il numero di sedute necessarie è solo una stima, quindi non pensare di guarire in quell'esatto numero di sedute quando stai cercando di definire il budget o i pagamenti. Non c'è modo di sapere con certezza quando l'ipnosi inizierà a funzionare o quando il tuo disturbo scomparirà. Molti fattori, come il grado di ricettività al processo di ipnosi, influenzeranno il numero di sedute necessarie per ottenere i risultati che stai cercando.

6. Quanto costa?

Non fare l'errore di usare il costo come fattore decisivo per il tuo trattamento. Spesso si ottiene ciò per cui si paga. Vale la pena pagare di più per ricevere l'ipnoterapia da un terapeuta esperto e preparato. L'ipnosi è praticamente a prova di idiota, ma non vorrai far parte di quella piccola percentuale di persone che finiscono per stare peggio dopo un trattamento di ipnosi. Non spaventarti se il terapeuta ti propone un prezzo che ti sembra fuori portata, annota le tariffe e prenditi un po' di tempo per riflettere su quanto siano giuste.

Se non sei sicuro di poter pagare la tariffa indicata, chiedi al terapeuta se accetta l'assicurazione o che tipo di piani di pagamento offre. Alcuni terapeuti hanno uno staff interno addestrato a gestire gli aspetti finanziari del trattamento e possono aiutarti a trovare un finanziamento o un modo creativo per pagare il trattamento se decidi di volerti far curare da quel terapeuta.

Quando pensi al costo, considera anche che, sebbene il costo possa sembrare elevato, se il terapeuta è molto esperto e preparato potrebbero essere necessarie meno sedute per vedere i risultati. Perciò è meglio che tu faccia poche sedute con un terapeuta che costa 200 dollari piuttosto che fare il doppio delle sedute con un terapeuta che costa 100 dollari a seduta. Il costo effettivo delle sedute varia in base alla zona in cui ti trovi, al numero di ipnoterapeuti presenti nell'area e alla domanda di ipnoterapia.

Se il terapeuta ti propone un prezzo troppo basso, questo può essere un altro segnale di allarme che indica una mancanza di esperienza nell'ipnosi e nel settore. Il terapeuta deve sapere qual è la tariffa corrente per i servizi di ipnoterapia nella zona. Se le sue tariffe sono drasticamente inferiori alla media dei prezzi applicati da altri fornitori, potrebbe significare che il terapeuta non è sicuro delle sue capacità, che è agli inizi o che non è al corrente di quale sia la tariffa standard per i trattamenti di ipnosi nel luogo in cui vivi.

Come regola generale, è bene non prendere in considerazione i preventivi eccessivamente alti o eccessivamente bassi quando stai valutando quale ipnoterapeuta scegliere.

7. Insegna l'autoipnosi?

Questa è una domanda molto importante da porre se hai interesse a usare l'autoipnosi per curarti a casa tra una seduta e l'altra o per usarla su te stesso in modo continuativo una volta che riterrai di non aver più bisogno di sedute guidate con un ipnoterapeuta. Poiché il tuo terapeuta ha un metodo di trattamento unico, basato sulla sua formazione ed esperienza, se vuoi usare l'autoipnosi insieme al trattamento di quel terapeuta, sarà molto più efficace utilizzare lo stile e gli strumenti di ipnosi di quel terapeuta per ipnotizzarti. Se il tuo terapeuta non insegna il suo stile di meditazione ai pazienti, vale la pena chiedere se può consigliarti uno stile simile al suo che puoi imparare da solo.

L'autoipnosi è una parte molto importante del trattamento di ipnosi per alcune patologie. Se il terapeuta che stai intervistando non sembra disposto a farti imparare l'autoipnosi, questo dovrebbe essere un segnale di allarme. Se il terapeuta vuole mantenere i suoi metodi privati e non condividerli nemmeno con te, allora i suoi metodi di trattamento potrebbero essere inefficaci, oppure poco ortodossi, o ancora potrebbero cercare di truffare i pazienti facendoli pagare per un trattamento molto complicato quando in realtà la terapia è piuttosto semplice e facilmente eseguibile dal paziente.

L'obiettivo dell'ipnoterapia dovrebbe sempre essere quello di farti diventare una persona sana e funzionante. Se il terapeuta sembra più concentrato su quanto tempo può tenerti in terapia invece di renderti sano e pronto ad affrontare il mondo alle tue condizioni, probabilmente è più interessato a ottenere i tuoi soldi che ad aiutarti. Non succede spesso, ma ci sono ipnoterapeuti senza scrupoli e non devi permettere che uno di loro si approfitti del tuo desiderio di guarire.

8. Quali prodotti vende?

Il terapeuta che dovresti scegliere dovrebbe essere disposto ad aiutarti ad apprendere alcune tecniche di autoipnosi per renderti più facile curarti tra una seduta e l'altra e gestire la tua condizione in seguito, ma non devi scegliere un ipnoterapeuta che vende molti prodotti propri perché potrebbe cercare solo di fare soldi e non essere interessato ad aiutare i pazienti. Se l'ipnoterapeuta sembra più interessato a farsi un nome che ad aiutarti a migliorare, cancellalo dalla lista dei possibili terapeuti.

Ma non confondere un terapeuta che vende prodotti con un terapeuta che cerca solo di fare carriera. Alcuni terapeuti vendono DVD, CD o libri che documentano i loro metodi terapeutici e forniscono ipnosi guidata. A volte questi prodotti possono essere estremamente utili per l'autoipnosi e, poiché sono realizzati dalla stessa persona che ti sta facendo l'ipnoterapia, puoi imparare uno stile di autoipnosi che completa la terapia che stai ricevendo durante le tue sedute regolari.

Il fatto di vendere dei prodotti non significa automaticamente che il terapeuta non sia legittimo. Usa il tuo giudizio quando si tratta di decifrare le motivazioni del terapeuta. Un terapeuta che vende qualche DVD o CD fatto in casa probabilmente è molto attento al paziente, ma un terapeuta che ha molti prodotti appariscenti o che cerca costantemente di venderti altri prodotti probabilmente è più interessato alla sua carriera che a cercare di aiutarti a superare il tuo problema o a curare la tua condizione.

9. Qual è la sua percentuale di successo?

Tieni presente che nessun terapeuta avrà una percentuale di successo del 100% e non aspettarti che lo faccia. Tuttavia, hai il diritto di chiedere quanti pazienti trattati dal terapeuta sono guariti o hanno imparato a gestire la loro condizione nel caso della fibromialgia o di altri dolori cronici. In fin dei conti, quello che cerchi sono i risultati, quindi il terapeuta non dovrebbe avere problemi a spiegarti quali sono i risultati della sua terapia.

Puoi chiedere delle referenze, ma alcuni terapeuti non si sentono a proprio agio nel fornire i nomi o le informazioni dei pazienti precedenti. Alcuni terapeuti hanno un elenco di persone che hanno accettato di essere utilizzate come referenze, ma se il terapeuta con cui stai parlando non ha un elenco del genere non significa che non abbia pazienti soddisfatti. La riservatezza dei pazienti è molto importante nell'ipnoterapia, soprattutto per i pazienti che hanno a che fare con condizioni psicologiche, e gli ex pazienti potrebbero non voler rivelare il loro nome o altre informazioni.

Se non riesci a ottenere referenze o informazioni definitive sulla percentuale di successo del terapeuta, puoi sempre consultare online un sito di recensioni mediche o di consumatori e vedere se quel particolare terapeuta è stato recensito. Puoi anche controllare l'American Council of Hypnotist Examiners per vedere se sono stati presentati reclami contro quel terapeuta.

10. Chiedi ai clienti di fare i compiti?

L'ultima domanda da porre a un potenziale ipnoterapeuta è se chiede ai pazienti di fare dei compiti a casa. I compiti a casa potrebbero consistere in letture sulla particolare condizione che il terapeuta sta lavorando con te per risolvere, oppure potrebbero consistere in sessioni di autoipnosi che ti aiuteranno a rilassarti e a rafforzare i nuovi schemi che il terapeuta sta creando durante le sessioni di trattamento, o ancora potrebbero consistere in altre attività progettate per rendere il trattamento più efficace e più rapido.

In questo caso vuoi che il terapeuta ti assegni dei compiti a casa. Se il terapeuta ti dice che assegna sempre dei compiti a casa ai pazienti e ti descrive il tipo di attività che il paziente deve svolgere, dovresti capire che il terapeuta ha in mente le giuste priorità. Assegnando dei compiti a casa, il terapeuta ti sta preparando a diventare il tuo ipnoterapeuta personale. L'uso dell'autoipnosi e di altri esercizi è qualcosa che potrai fare da solo in futuro, dopo aver interrotto il trattamento formale, per assicurarti di non ricadere in schemi malsani e per assicurarti che la tua condizione originale non ritorni.

Non tutti i terapeuti sono favorevoli all'assegnazione di compiti a casa e un terapeuta che non lo fa non dovrebbe necessariamente essere escluso dalla corsa, ma se si tratta di scegliere un terapeuta che dà compiti a casa e uno che non li dà, dovresti sempre scegliere quello che li dà perché il terapeuta lavorerà duramente fin dall'inizio per renderti indipendente e non dipendente dal trattamento.

CONSIGLI PER TROVARE UN IPNOTERAPEUTA

Ora, se vuoi sapere cosa chiedere a un ipnoterapeuta prima di scegliere un terapeuta con cui iniziare il trattamento, come puoi trovare un ipnoterapeuta? Poiché l'uso dell'ipnosi per applicazioni mediche e psicologiche è considerato relativamente nuovo, a seconda del luogo in cui vivi potresti avere difficoltà a trovare ipnoterapeuti qualificati invece di ipnotizzatori statali che non ti aiuteranno davvero.

Ecco alcuni consigli che puoi utilizzare per trovare ipnoterapeuti affidabili:

- Cerca un centro di salute alternativo - Molti professionisti della salute alternativa si riuniscono e affittano uffici nello stesso edificio o nello stesso isolato di edifici e fanno pubblicità collettiva. Consulta l'elenco telefonico per vedere se nella tua zona c'è un centro di salute alternativa.

- Chiedi al tuo medico - Sempre più medici e professionisti del settore stanno adottando l'ipnosi come trattamento. Il tuo medico potrebbe consigliarti un ipnoterapeuta qualificato che abbia esperienza di lavoro con persone affette dal tuo disturbo.

- Vai online - Ci sono bacheche e gruppi di chat dedicati a ogni possibile condizione e disturbo. Trova una bacheca o un gruppo di chat per persone affette dal tuo disturbo e chiedi alle persone presenti dove trovare un ipnoterapeuta qualificato.

- Consulta gli esperti - L'American Council of Hypnotist Examiners è l'ente statunitense che si occupa delle certificazioni degli ipnotisti. Hanno un elenco completo di tutti gli ipnotisti certificati in tutto il paese, compreso quello in cui vivi. Hanno un sito web o puoi chiamarli direttamente.

- Controlla le bacheche locali - Di solito il negozio di alimenti naturali o la cooperativa locale e il negozio New Age locale hanno bacheche comunitarie dove le persone affiggono biglietti da visita e volantini. Fai un salto in questi negozi e cerca i biglietti da visita di ipnotisti e ipnoterapeuti locali.

- Chiama il Dipartimento locale dei Servizi per l'Infanzia e la Famiglia - Se il problema che stai affrontando è qualcosa che deriva dalla tua infanzia, contatta il DCFS per ottenere un riferimento per un ipnoterapeuta specializzato in problemi infantili. Poiché l'ipnosi viene utilizzata sia per trattare i bambini che per aiutare le vittime di reati e i testimoni a ricordare ciò che dicono, il DCFS probabilmente avrà informazioni su alcuni ipnoterapeuti locali altamente qualificati da fornirti.

COSA ASPETTARSI IN UNA SESSIONE DI IPNOTERAPIA

Le sedute di ipnoterapia non sono strani rituali New Age pieni di candele e cuscini da yoga, a prescindere da ciò che hai visto in TV o nei film. La maggior parte delle sedute di ipnoterapia dura un'ora, ma alcune possono durare anche solo trenta minuti, a seconda della profondità dell'ipnosi che viene praticata. Ogni ipnoterapeuta gestisce le proprie sessioni in modo leggermente diverso, ma in generale questo è ciò che puoi aspettarti in una sessione di ipnoterapia:

L'inizio - All'inizio della seduta entrerai, chiacchiererai con il terapeuta e magari prenderai un tè per iniziare il processo di rilassamento. L'ipnoterapeuta potrebbe mettere della musica soft rilassante e potrebbe tenere la luce dell'ufficio bassa per favorire il rilassamento.

La fase di pre-ipnosi: quando ti sentirai a tuo agio e rilassato, l'ipnoterapeuta inizierà a sottoporti all'ipnosi. Di solito questo comporta l'utilizzo di una delle diverse tecniche che assomigliano a quelle utilizzate durante la meditazione. Spesso ti verrà chiesto di visualizzare l'attraversamento di un ponte su un'acqua impetuosa in un campo tranquillo e silenzioso oppure la discesa di una serie di gradini. L'ipnoterapeuta può utilizzare un nastro preregistrato di se stesso per condurre questa conversazione pre-ipnosi.

Ipnosi - Una volta che il terapeuta ritiene che tu sia in uno stato ipnotico profondamente rilassato, inizierà a darti delle suggestioni ipnotiche indicandoti diversi comportamenti da adattare o cancellando dalla tua mente le associazioni negative. Questa è la parte più importante della terapia e può durare pochi minuti o anche trenta minuti o più, a seconda della portata della terapia.

Post-ipnosi - Dopo che il terapeuta ti ha dato le suggestioni ipnotiche necessarie per cambiare il tuo comportamento, inizierà a farti uscire lentamente dallo stato ipnotico profondo. Questo avviene sempre lentamente, in modo che il tuo subconscio abbia la possibilità di accettare le suggestioni ipnotiche che ti sono state date e che la tua mente cosciente abbia la possibilità di acclimatarsi ad essere nuovamente attiva invece di riposare.

Potrebbero essere necessari alcuni minuti dopo l'uscita dallo stato ipnotico per tornare a essere pienamente vigili. Spesso le persone sperimentano uno stato di rilassamento così profondo che sono riluttanti a tornare alla piena vigilanza perché si stanno godendo così tanto il segmento di rilassamento.

Una volta che sarai completamente vigile, ti sentirai rinfrescato e ringiovanito. Anche se non sei mai incosciente durante l'ipnosi, al termine della sessione di ipnosi ti sembrerà di aver fatto un meraviglioso pisolino. E non c'è altro da aggiungere. È semplice e facile e non c'è assolutamente nulla di cui aver paura.

AUTOIPNOSI

L'autoipnosi può essere utilizzata come strumento terapeutico insieme all'ipnoterapia, che viene praticata da un terapeuta esperto, oppure può essere praticata da sola. Utilizzando l'autoipnosi puoi trattare da solo molte condizioni di salute. Puoi usare l'autoipnosi per cambiare i tuoi schemi comportamentali, interrompere le dipendenze, gestire lo stress e migliorare te stesso. L'autoipnosi può aiutarti a diventare più sicuro di te, a trovare più successo, a essere più creativo e, in generale, a vivere una vita più ricca e piena.

Chiunque può praticare l'autoipnosi con la giusta formazione e i giusti strumenti. Alcune persone rispondono meglio all'autoipnosi che a un ipnoterapeuta esperto perché è più facile per loro rilassarsi e lasciare che la loro mente cosciente si allontani, consentendo l'accesso alla mente subconscia quando sono soli.

Di solito questo accade perché, a un certo livello, sospettano che se si lasciassero davvero scivolare in uno stato ipnotico, l'ipnoterapeuta potrebbe prendere il controllo su di loro e far loro fare qualcosa di strano o agire in un modo strano. Anche se consapevolmente sanno che questo non può accadere, per alcune persone la paura è ancora presente e ostacola l'ipnoterapia tradizionale. Per le persone che soffrono di questa paura innata, l'autoipnosi è un'ottima alternativa.

L'autoipnosi è anche un ottimo strumento da utilizzare se viaggi molto o se hai altri obblighi che ti impediscono di andare regolarmente da un ipnoterapeuta. Se sai come usare l'autoipnosi, allora puoi ottenere ottimi risultati con visite occasionali dall'ipnoterapeuta per assicurarti che i tuoi progressi siano in corso. Non tutte le patologie rispondono all'autoipnosi, ma tra quelle che lo fanno c'è un'alta percentuale di guarigione.

Le condizioni che richiedono un'intera riprogrammazione del modo di pensare, come ad esempio l'ipnoterapia per riparare un trauma infantile, non sono adatte all'autoipnosi perché è necessario un terapeuta professionalmente preparato che ti aiuti a fare qualsiasi tipo di ipnosi PNL. Tuttavia, puoi trattare e curare molte condizioni da solo utilizzando l'autoipnosi. Imparare le tecniche da utilizzare per l'autoipnosi non è poi così difficile. Se sai meditare, puoi usare l'autoipnosi.

Le persone che sono già abituate a una pratica regolare di meditazione di solito hanno i tempi più facili per l'autoipnosi. Se non hai ancora iniziato una pratica regolare di meditazione ma sei interessato all'autoipnosi, iniziare una pratica regolare di meditazione è un buon modo per iniziare a prepararti a provare l'autoipnosi. Imparare a rilassare il corpo e la mente attraverso la meditazione è un buon primo passo, poiché per praticare l'autoipnosi dovrai portare il tuo corpo e la tua mente al passo successivo del rilassamento per apportare cambiamenti reali, duraturi e potenti nella tua vita.

I CINQUE ERRORI PIÙ COMUNI CHE I PRINCIPIANTI FANNO CON L'AUTOIPNOSI

Imparare l'autoipnosi non è poi così difficile, ma è facile che i principianti commettano degli errori prima di imparare le tecniche comunemente utilizzate e più efficaci per l'autoipnosi. Evita di commettere questi cinque errori da principiante quando inizi a imparare l'autoipnosi e partirai alla grande:

1. Non riuscire a rilassarsi abbastanza - Cercare di rilassarsi non dovrebbe essere un lavoro, giusto? Ma può esserlo. Quando è stata l'ultima volta che sei rimasto seduto? Riesci a stare seduto per tutta la durata di un programma televisivo o ti alzi ad ogni pubblicità per camminare o fare uno spuntino? Per mantenere uno stato ipnotico devi essere in grado di calmare la tua mente e il tuo corpo. Una meditazione regolare ti aiuterà a imparare la concentrazione e l'attenzione di cui avrai bisogno per poter utilizzare l'autoipnosi.

2. Non essere aperti all'esperienza dell'ipnosi - Una cosa è dire che hai intenzione di provare l'autoipnosi o l'ipnosi in generale. Un'altra cosa è farlo davvero. Di fronte alla prospettiva di una vera auto-ipnosi, molte persone finiscono per non essere in grado di farlo perché a livello subconscio non credono di poter essere ipnotizzate o non vogliono davvero esserlo. Se hai dei blocchi psicologici nei confronti dell'ipnosi, dovrai superarli prima che qualsiasi tipo di ipnosi sia efficace.

3. Non ci si prepara abbastanza in anticipo - A dispetto di quanto si vede nell'ipnosi da palcoscenico, la vera ipnoterapia richiede più di uno schiocco di dita per creare uno stato ipnotico. Ci vogliono tempo e preparazione per imparare a usare l'autoipnosi come strumento terapeutico efficace. Spesso le persone pensano di poter fare l'autoipnosi con poca o nessuna preparazione e poi, se non è efficace, rinunciano. Ma l'autoipnosi è un'abilità e, come qualsiasi altra abilità, deve essere praticata e imparata prima di poterla fare bene.

4. Aspettarsi troppo, troppo in fretta - L'autoipnosi è uno strumento, ma non è una cura miracolosa. Aspettarsi di interrompere una dipendenza o di curare una patologia con una o due sedute di autoipnosi, soprattutto se non sei esperto di autoipnosi, significa solo prepararsi a rimanere delusi e a fallire. Ogni volta che provi una nuova terapia, sia che tu la faccia da solo o che ti rivolga a uno specialista, devi aspettarti che ci voglia un po' di tempo perché sia efficace.

5. Non formulare correttamente le tue suggestioni ipnotiche - Questa è la cosa più importante. Quello che potrebbe vanificare tutti i tuoi sforzi di autoipnosi. Le suggestioni ipnotiche che ti dai durante l'autoipnosi devono essere formulate nel modo giusto, altrimenti non saranno efficaci e non succederà nulla. Se formuli le suggestioni ipnotiche nel modo sbagliato o se non includi comandi abbastanza specifici, il tuo subconscio non riceverà gli spunti necessari per modificare il tuo comportamento.

CONSIGLI PER CREARE SUGGESTIONI IPNOTICHE

Quando hai a che fare con la mente subconscia invece che con quella conscia, il modo in cui formuli le suggestioni ipnotiche che utilizzi è molto importante. Il modo in cui la mente subconscia elabora le cose è molto diverso da quello della mente cosciente.

Ad esempio, se stai usando l'autoipnosi per smettere di fumare e pensi logicamente che la suggestione ipnotica da usare sia "Non fumerò", scoprirai che l'ipnosi non è efficace. Perché? Perché la tua mente subconscia passerebbe sopra al "non" ed elaborerebbe il comando come "fumerò" e finiresti per fumare di più.

Ecco alcuni consigli da tenere a mente quando crei le suggestioni ipnotiche da utilizzare durante l'autoipnosi:

- Evita di usare la parola "provare" perché implica un fallimento. Dire "proverò a smettere_____" o "devo provare a fare____", se interpretato dalla mente subconscia, significa che hai provato a fare qualcosa e hai fallito. Per utilizzare con successo l'autoipnosi devi programmare te stesso per avere successo, non per fallire.

- Non usare l'espressione "sto per" a meno che non sia riferita a una data specifica. Dicendo "ho intenzione di perdere peso" o qualsiasi altro comportamento tu voglia cambiare, comunichi alla tua mente subconscia che lo farai in futuro. Quindi, se non gli dai una data specifica, come ad esempio "Martedì prossimo perderò peso", la tua mente subconscia non saprà quando nel futuro dovrà avvenire il cambiamento di comportamento e non succederà nulla.

- Non usare frasi come "Rinunciare" o "Fare a meno" come "Rinuncio all'alcol". Frasi di questo tipo implicano una punizione di qualche tipo o un senso di mancanza e, in sostanza, stai dicendo al tuo subconscio che stai per essere punito, il che è sicuramente il messaggio sbagliato da inviare.

- Non usare frasi come "devo". Gli ipnoterapeuti esperti hanno scoperto che i loro clienti che utilizzavano suggestioni ipnotiche autoprodotte con comandi del tipo "devo smettere di bere" si rendevano ansiosi e irritabili, riducendo così la loro capacità di rispondere alle suggestioni ipnotiche positive.

TECNICHE DI AUTOIPNOSI DI BASE

Il tuo ipnoterapeuta può aiutarti a imparare il tipo di tecniche di autoipnosi che meglio si integrano con la terapia che stai seguendo, ma ci sono alcune buone tecniche di autoipnosi generali e di base che vengono spesso utilizzate dalle persone che usano l'autoipnosi per migliorare se stesse o per rilassarsi. Ci sono molte altre tecniche di autoipnosi gratuite che puoi imparare online, ma quelle che vedrai più spesso sono queste due:

Le scale

Per utilizzare questa tecnica devi essere in grado di fare una semplice visualizzazione, quindi è utile che tu abbia fatto un po' di meditazione o che abbia almeno un po' di dimestichezza con gli strumenti della meditazione. Quando riuscirai a stare seduto in una posizione rilassata per un lungo periodo di tempo e sarai in grado di fare una semplice visualizzazione, sarai pronto per questa tecnica. A volte è utile far ascoltare della musica per dare alla tua mente cosciente qualcosa su cui concentrarsi.

Per iniziare questa tecnica di autoipnosi devi visualizzare te stesso in cima a una grande scala. Di solito nella visualizzazione ci sono 10-12 gradini. La scala deve sembrare sicura e confortante, non buia e spaventosa. I gradini devono essere ampi e robusti e devono sembrare facili da percorrere. Alla fine della scala devi visualizzare una grande porta, una porta pesante. È la porta del tuo subconscio.

Partendo dalla cima delle scale, devi immaginare di iniziare a scendere le scale lentamente, diventando sempre più rilassato ad ogni passo. Se hai un CD o un DVD del tuo ipnoterapeuta o di te stesso che guida la discesa dei gradini, questo ti aiuterà molto perché sarà molto più facile visualizzare te stesso mentre scendi le scale con qualcuno che ti parla.

Quando raggiungi gli ultimi cinque gradini dovresti essere in un buon stato pre-ipnotico. Visualizza te stesso mentre scendi gli ultimi cinque gradini molto lentamente, entrando in uno stato di rilassamento molto più profondo ad ogni gradino. Quando raggiungi il fondo delle scale, visualizza te stesso mentre spingi sulla porta e scopri che non è chiusa a chiave e si apre facilmente quando la spingi. Poi visualizza te stesso mentre la attraversi.

A quel punto dovresti essere in uno stato ipnotico stabile e la tua mente subconscia dovrebbe essere pronta a ricevere qualsiasi suggestione ipnotica tu abbia preparato. Assicurati che le suggestioni ipnotiche che hai preparato siano formulate in modo appropriato. Per uscire dallo stato ipnotico dovrai visualizzare te stesso mentre esci dalla porta e risali le scale lentamente, una alla volta, svegliando la tua mente cosciente un po' di più ad ogni passo, fino a raggiungere la cima. Quando raggiungerai la cima delle scale, dovrai essere completamente sveglio e vigile e dovrai sentirti come se avessi appena trascorso un'ottima notte di sonno.

Il ponte

Il Ponte è l'altra tecnica di autoipnosi comunemente utilizzata. Una versione di questa visualizzazione viene utilizzata nella meditazione, ma può essere utilizzata anche per l'autoipnosi. Alcune persone trovano che l'immagine del Ponte sia meno minacciosa e meno spaventosa rispetto all'immagine di scendere un mucchio di scale. Inoltre, l'immagine coinvolta nella visualizzazione del Ponte ti darà un'ulteriore spinta al rilassamento che di solito ti rende più suscettibile alle suggestioni ipnotiche.

Per iniziare il metodo di autoipnosi The Bridge, per prima cosa visualizza te stesso accanto a un ruscello in una foresta. Concentrati sulla scena finché non riesci a distinguere chiaramente i dettagli. L'acqua dovrebbe essere calma e rilassante, facendoti sentire tranquillo e rilassato mentre la guardi. Quanti dettagli vedi? Immagina di guardare una foto. Immagina la riva stessa, gli alberi e le foglie, le rocce lungo la riva, il colore della terra, lo scintillio della luce del sole sull'acqua.

Più dettagli riesci a creare nella tua mente, più profondamente riuscirai a rilassarti e più sarai aperto all'ipnosi. Al centro del tuo ruscello dovrebbe esserci un ponte. Il ponte può avere l'aspetto che preferisci, ma deve essere grande e robusto e non spaventoso o intimidatorio. Mentre visualizzi te stesso in piedi davanti al ponte, fai alcuni respiri profondi e senti che inizi a rilassarti. Cerca di ascoltare i suoni dell'acqua e dell'aria che si muove intorno a te. Alza lentamente lo sguardo e guarda oltre il ponte verso un campo soleggiato, caldo e invitante che si trova al di là del ponte. Inizia a camminare lentamente attraverso il ponte.

Una volta arrivato al centro del ponte, mettiti in piedi e guarda oltre la ringhiera verso l'acqua. Allunga le mani davanti a te e immagina una palla di luce scura che contiene tutta la tua tristezza, lo stress e la negatività. Mentre fissi la palla scura, riversaci dentro tutta l'energia negativa della giornata. Aggiungi anche la brutta giornata al lavoro, il litigio con il coniuge e tutte le altre cose che ti infastidiscono o ti fanno arrabbiare.

Quando avrai versato tutte le tue emozioni negative nella palla di luce scura, senti quanto è pesante nelle tue mani, poi chinati e lasciala cadere nell'acqua. Guardala cadere nell'acqua e andare alla deriva, portando con sé tutta la tua negatività. Dovresti sentirti più felice, più leggero e più rilassato. Poi puoi continuare a camminare attraverso il ponte verso il campo soleggiato.

Mentre attraversi il campo soleggiato, visualizza te stesso mentre lasci andare la negatività o i sentimenti negativi. Tutti i sentimenti negativi sono stati gettati nell'acqua e lavati via. Dovresti provare solo gioia mentre attraversi il campo. Senti il calore del sole sul viso e goditi i colori dell'erba e dei fiori.

Una volta entrato nel campo, che rappresenta il tuo subconscio, dovresti essere completamente rilassato e in un profondo stato ipnotico che permetterà a qualsiasi suggestione ipnotica che ti darai in quello stato di entrare direttamente nella tua mente subconscia. Per uscire dall'ipnosi, tutto ciò che devi fare è attraversare lentamente il ponte e riportarti in uno stato di piena vigilanza in cui la tua mente cosciente è sveglia e vigile. Dovresti sentirti rinfrescato e ringiovanito come se avessi appena fatto un pisolino al sole d'estate.

CONSIGLI PER L'AUTOIPNOSI

Imparare ad eseguire correttamente l'autoipnosi è un processo che richiede un po' di tempo per imparare quali tecniche funzionano meglio per te e quali invece non funzionano affatto. Ecco alcuni consigli che possono aiutarti a velocizzare il processo per arrivare al punto di eseguire un'autoipnosi di successo:

- Impara la meditazione - imparare la meditazione ti darà la capacità fisica di stare seduto e di rilassarti. La meditazione è anche un ottimo modo per insegnarti a calmare la mente e a rilassare la mente e il corpo per prepararti allo stato meditativo in cui dovrai trovarti per l'ipnosi.

- Registra un CD - Anche se non vuoi acquistare un CD di ipnosi già pronto e vuoi farlo da solo, dovresti comunque utilizzare un CD o un MP3 per l'autoipnosi per guidarti attraverso le fasi del rilassamento. Puoi procurarti un microfono economico e registrarti al computer mentre parli di una delle tecniche di autoipnosi e riprodurlo con le cuffie quando cerchi di fare autoipnosi.

- Usa tecniche diverse - Non tutte le tecniche di autoipnosi funzionano con ogni persona. Prova diverse tecniche di autoipnosi finché non ne trovi una che ti fa entrare in uno stato ipnotico molto profondo e continua a usarla.

- Assicurati di avere un posto tranquillo per fare l'ipnosi: per fare una sessione di autoipnosi hai bisogno di pace e tranquillità per circa un'ora, quindi devi aspettare che il resto della famiglia sia fuori casa o a letto prima di iniziare per assicurarti di non essere interrotto mentre fai l'autoipnosi.

IPNOTIZZARE GLI ALTRI

Una volta conosciute le tecniche di base dell'autoipnosi comunemente utilizzate, puoi provare a ipnotizzare gli altri. Tu e i tuoi amici potreste avere più successo con l'ipnosi se vi ipnotizzaste a vicenda invece di provare a fare auto-ipnosi. Molte persone trovano più facile raggiungere quello stato di profondo rilassamento quando è qualcun altro a parlare loro del rilassamento invece di cercare di raggiungerlo da soli.

Per ipnotizzare gli altri devi fare di più che leggere il copione dell'ipnosi. Il tono e il timbro della tua voce sono molto importanti e online puoi trovare consigli su come leggere un testo di ipnosi in modo da ottenere il massimo rilassamento possibile. Assicurati di leggere sempre lentamente, di mantenere un tono di voce basso e uniforme e di non trasmettere troppe emozioni durante la lettura. Non leggere il copione come se stessi conversando, perché dovresti aiutare l'altra persona a rilassarsi, non invitarla a chiacchierare con te.

Quando ipnotizzi gli altri devi fare molta attenzione alle suggestioni ipnotiche che installi nella loro mente subconscia durante l'ipnosi. Se possibile, dovresti utilizzare le suggestioni ipnotiche che loro stessi hanno preparato. Se vuoi aiutarli a creare delle suggestioni ipnotiche per assicurarti che siano formulate correttamente e che siano efficaci e non dannose, puoi farlo, ma non è consigliabile inventare le tue suggestioni ipnotiche sul momento. Assicurati che le suggestioni ipnotiche che la persona desidera siano scritte e concordate in anticipo. In questo modo sarà molto più facile evitare problemi con il tuo amico nel lungo periodo.

Se scopri di avere un talento naturale per ipnotizzare gli altri, allora potresti prendere in considerazione una nuova carriera come ipnoterapeuta. Anche se alcuni ipnoterapeuti hanno una formazione in medicina o in psicologia, non devi necessariamente averla per diventare ipnoterapeuta. Ci sono dei limiti a ciò che puoi trattare se non hai una laurea in medicina o in psicologia, ma è comunque possibile costruirsi una solida carriera aiutando le persone come ipnoterapeuta anche se hai una laurea in qualcos'altro o non hai alcuna laurea.

Con l'economia che c'è oggi, una carriera nel settore medico o come operatore di medicina alternativa è molto interessante per molte persone. Gli esperti in materia di occupazione affermano che l'unico settore professionale che sarà a prova di recessione è quello dell'assistenza sanitaria. Le persone avranno sempre bisogno di cure mediche, quindi gli operatori sanitari hanno la garanzia di un lavoro sicuro, indipendentemente dagli alti e bassi dei mercati finanziari che si ripercuotono sull'occupazione in altri settori.

Quindi, se sei diventato abbastanza bravo a ipnotizzare tutti i tuoi amici e ti piace la sfida di ipnotizzare le persone e aiutarle a cambiare la loro vita, allora dovresti valutare più a fondo la possibilità di intraprendere la carriera di ipnoterapeuta.

DIVENTARE IPNOTERAPEUTA

Come ipnoterapeuta avrai la capacità di cambiare il comportamento di una persona grazie alle suggestioni ipnotiche che inserirai nella sua mente subconscia. È una cosa importante. Quindi diventare ipnoterapeuta non è una cosa da fare per capriccio. Ci vuole un impegno serio e di solito molti corsi prima di essere pronti a diventare ipnoterapeuti certificati.

Gli ipnoterapeuti altamente qualificati ed esperti possono guadagnare fino a 100.000 dollari all'anno. Quindi, se l'ipnoterapia è qualcosa che ti interessa e per cui hai un talento naturale, potrebbe essere una carriera molto redditizia e gratificante. Per diventare un ipnoterapeuta certificato, dovrai superare un esame rilasciato dall'American Council of Hypnotist Examiners che dimostri di conoscere le diverse tecniche di ipnosi e di saper formulare suggestioni ipnotiche efficaci.

Oltre a sostenere e superare l'esame, per ottenere la certificazione di ipnotista devi frequentare e superare 200 ore di lezione presso una scuola approvata dall'ACHE e dal tuo Consiglio di Stato per l'Istruzione. Se vuoi frequentare una scuola di ipnoterapia online, assicurati che sia accreditata nel tuo Stato, altrimenti non potrai richiedere la certificazione utilizzando le credenziali formative di quella scuola e dovrai ottenere un certificato dall'ACHE per poter avviare la tua pratica legale di ipnoterapia.

Se vuoi ottenere la certificazione come ipnoterapeuta clinico, dovrai completare altre 300 ore di formazione in aula e clinica oltre alle 200 ore richieste per la certificazione in ipnosi presso una scuola approvata dall'ACHE e accreditata nel tuo stato. Le scuole online sono solitamente sconsigliate a chi vuole diventare ipnoterapeuta clinico perché un contesto educativo online non fornisce l'esperienza clinica e pratica necessaria per superare l'esame ACHE.

Come puoi vedere dai requisiti, non è facile soddisfare i requisiti per diventare un ipnoterapeuta certificato, ma se vuoi avere una carriera in cui aiuti davvero le persone e hai un impatto misurabile sulla loro vita, allora potrebbe piacerti molto diventare un ipnoterapeuta. Anche se dovrai investire molto denaro nella formazione per passare dalla tua attuale carriera a quella di ipnoterapeuta, potrai guadagnare molto denaro in futuro come ipnoterapeuta, quindi si tratta davvero di un investimento nel tuo futuro, proprio come tutta la formazione.

Puoi visitare il sito web dell'ACHE o chiamarli direttamente se vuoi scoprire quali sono le scuole di ipnoterapia approvate dall'ACHE e dove puoi andare per scoprire se le scuole presenti nel tuo Stato sono accreditate nel tuo Stato. Se pensi di voler diventare un ipnoterapeuta non aspettare, informati oggi stesso su come diventare ipnoterapeuta e scopri se la carriera di ipnoterapeuta fa per te.

CONCLUSIONE

L'ipnosi ha fatto molta strada negli ultimi cinquant'anni. Invece di essere vista solo come un trucco da palcoscenico come la magia, si è scoperto che l'ipnosi ha dei reali benefici medici. Ci sono molti problemi fisici che hanno connessioni psicologiche che possono essere curati o almeno gestiti con l'ipnosi. Poiché la medicina occidentale ha iniziato ad abbracciare l'idea che la medicina orientale ha abbracciato per molto tempo, ovvero l'idea che la mente e il corpo sono collegati e che ciò che influisce sulla mente influisce anche sul corpo, i medici occidentali stanno abbracciando l'ipnosi come un tipo di trattamento efficace.

L'ipnosi può essere utilizzata per curare o gestire qualsiasi cosa, dalla dipendenza dal fumo al dolore del parto, fino al disagio della chemioterapia. L'ipnosi può persino essere utilizzata per controllare il dolore durante un intervento chirurgico o una procedura medica al posto dei farmaci, è così potente.

L'ipnosi può essere utilizzata anche per gestire condizioni psicologiche come la depressione e può dare sollievo all'ansia e alle fobie. L'ipnosi può curare i traumi infantili e aiutarti a cambiare i modelli di comportamento malsani che potresti aver appreso da bambino per sopravvivere in circostanze non proprio ideali. L'ipnosi può essere la chiave per andare avanti con la tua vita e vivere una vita sana e produttiva alle tue condizioni.

Molte persone utilizzano l'autoipnosi per aiutarsi con altri trattamenti medici e anche solo per migliorare la propria vita quotidiana. L'autoipnosi, se eseguita correttamente, può aiutarti a diventare più sicuro di te, a sentirti più a tuo agio nel parlare in pubblico e a prendere decisioni migliori.

L'autoipnosi può anche essere utilizzata per un rilassamento profondo che ti aiuti a liberarti dallo stress della tua vita frenetica.

Ora che conosci tutti i benefici che possono derivare dall'ipnosi e dall'autoipnosi, sei pronto a provarla? Oggi stesso puoi iniziare a cambiare la tua vita e te stesso in meglio!

Ti auguro di iniziare il tuo viaggio verso una salute migliore grazie all'ipnosi!

Nella storia relativamente breve dell'ipnotismo moderno, ci sono state decine di tecniche ipnotiche e una vasta gamma di spiegazioni del fenomeno. L'unica costante di tutto ciò sono stati i soggetti ipnotici stessi. Indipendentemente dalla visione dell'arte dell'ipnotista, è innegabile che le persone entrano in uno stato speciale in cui sono anormalmente suggestionabili e disinibite.

Gli scettici moderni hanno una spiegazione valida e convincente di questo stato insolito. I soggetti ipnotizzati non sono in realtà in uno stato di trance, sostengono, ma pensano solo di esserlo. La pressione sociale e l'influenza dell'ipnotizzatore sono spesso sufficienti per convincere le persone a comportarsi in un certo modo. Quando si trovano ad ascoltare i suggerimenti, pensano di essere in trance ipnotica. I fautori di questa teoria sostengono che questa convinzione, da sola, può essere abbastanza potente da provocare notevoli cambiamenti in una persona. Se pensi che qualcuno ti stia obbligando ad agire in un certo modo, ti comporterai in quel modo. Se pensi che la suggestione ipnotica allevierà il tuo dolore, la tua mente produrrà questa sensazione.

In quest'ottica, un ipnotizzatore efficace non è quello che riesce a sondare i recessi della tua mente, ma quello che ha un'autorità e un carisma tali da convincerti a seguirlo.

In senso generale, questo fenomeno è noto come effetto placebo. In numerosi studi, le persone a cui sono state somministrate delle semplici pillole di zucchero si sono comportate e sentite in modo diverso solo perché pensavano di doverlo fare. È chiaro che la mente può influenzare tutti gli aspetti del corpo fisico, quindi è logico che una convinzione radicata possa ridurre il dolore o addirittura aiutare a curare una malattia.

Ma alla fine, questa spiegazione dell'ipnosi equivale più o meno alla stessa teoria della trance. Quando riesci a convincere qualcuno che hai provocato un cambiamento nel suo subconscio, l'informazione viene registrata come un fatto. Come ogni fatto, questa informazione si radicherà nella mente subconscia. Quindi, anche se lo stato ipnotico non è altro che un frutto dell'immaginazione del soggetto, le suggestioni ipnotiche possono comunque riformare le sue convinzioni più radicate. Il risultato finale è lo stesso!